당신은
허리 디스크가
아니다

일러두기

이 책은 일반적인 건강 상식을 담은 책입니다. 허리 통증이 심하고 특별한 지병이 있는 분들은 반드시 전문의와 상담한 다음 진행하세요.

당신은 허리 디스크가 아니다

망가진 허리를 재생하는
기적의 내 몸 프로파일링

이창욱 지음

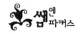
쌤앤파커스

차 례

프롤로그 문제는 '허리 디스크'가 아니라 '통증'이다 · 10

1장 몸을 프로파일링하라

'디스크'만 보면 보이지 않는다 · 17
프로파일링은 원인에 초점을 맞춘다 · 17
당신은 허리 디스크가 아니다 · 20
통증 자각 시스템이 망가졌다는 5가지 신호 · 21

허리 통증을 일으키는 숱한 원인들 · 24
평발이 허리 통증을 일으킨다 · 24
내장 기관의 압력 조절이 관건이다 · 29
유전적으로 나쁜 기질이 허리를 망친다 · 31
여성이 남성보다 발병 확률이 높은 이유 · 34

잘못된 근육 운동이 허리를 망친다 · 38
코어 근육의 비밀 · 38
속근육을 잘 써야 허리를 잘 쓴다 · 42

척추가 호흡해야 몸 전체가 건강하다 · 46
매 순간 척추가 움직여야 한다 · 46
느리게, 조금만, 약하게 자극 주기 · 49
척추 유합술은 최후의 수단 · 51

2장 **우리는 허리를 너무 모른다**

"허리 아픈 건 다 디스크 때문이라고요!" · 57
디스크 진단 겁내지 마라 · 57
디스크가 문제가 아니라 아파서 문제다 · 63
디스크, 불치병이 아니다 · 67
다리 저린 게 왜 허리 디스크 탓이야? · 69

'사무직'에서 허리 디스크가 많은 이유 · 75
통증은 누적된 것이다 · 75
무거운 걸 들면 허리가 상한다고? · 79
아이에게도 허리 디스크는 온다 · 82

'근력 운동'을 버려라 · 86
디스크 환자에게 근력 운동은 쥐약이다 · 86
코어 근육 운동, 하지 마라 · 88
재활의 핵심은 근육을 조절할 수 있느냐다 · 94
수영, 걷기 잘못하면 허리 더 망가진다 · 95
일자 허리가 모두 허리 디스크는 아니다 · 99
꼿꼿한 허리가 바른 자세는 아니다 · 106

수술은 최후의 답이다 · 112
튀어나온 디스크는 시술이나 수술로 제거해야 한다? · 112
수술은 근본 치료가 될 수 없다 · 116
수술 후 5개월, 재활의 '골든 타임' · 118
허리 디스크 환자는 허리를 구부리면 안 된다고? · 122
허리 디스크 재발, 갑자기 찾아오지 않는다 · 124

3장 **'틀어진' 습관이 당신의 허리를 죽인다**

두려움은 근육을 긴장하게 만든다 · 129

지금 당장 내 몸과 마음을 들여다보라 · 129
나쁜 자세와 좋은 자세의 기준 · 131

나쁜 자세 바로잡기 · 134

1. 앉는 자세 · 134
2. 서 있는 자세 · 141
3. 걷는 자세 · 144
4. 잠잘 때 자세 · 147

허리를 망치는 대표적인 생활 습관 · 150

내장 기관을 압박하는 다리 꼬기 · 150
가방을 한쪽으로 멜 때 · 152
한쪽만 많이 쓰면 골반이 틀어진다 · 155
구두 굽이 높을수록 허리 통증은 심해진다 · 157
지갑이 두꺼우면 골반은 더 많이 틀어진다 · 159

4장 **문제는 내장기의 압력이다**

내장기 압력 조절의 핵심은 음식이다 · 163

척추 건강을 책임지는 내장기의 움직임 · 163
결합 조직의 건강을 책임지는 음식 · 167

디스크를 망가뜨리는 음식은 따로 있다 · 169

내장기 근육을 긴장하게 만드는 카페인 · 169
디스크 염증 수치를 높이는 소금 · 171
척추 수명을 앗아가는 담배와 술 · 172
내장기의 움직임을 약화시키는 찬 음식 · 174
괄약근을 예민하게 하는 음식 · 176

소화 잘되는 음식이 척추를 살린다 · 178

변비를 해소해 내장의 압력을 낮춰주는 식이섬유 · 178

장 건강에 좋은 최고의 음식 · 181

유산균과 비타민C는 환상의 복식조 · 183

허리 염증을 줄여주는 3대 항산화 영양소 · 185

허리를 망가뜨리는 5가지 식습관 · 187

먹는 것만 바꿔도 디스크 고친다 · 187

배가 불어나면 통증도 불어난다 · 192

5장　진짜 통증과 가짜 통증을 구별하라

파블로프의 개처럼 통증은 학습된다 · 197

마음이 우리 몸에 보내는 신호 · 197

앉을 때 허리가 아프다고 생각하면 영원히 못 앉는다 · 201

선진국에 디스크 환자가 많은 이유 · 204

자꾸 생각할수록 통증도 심해진다 · 206

통증과 당기는 느낌을 구분하라 · 208

디스크 공포증을 해결하는 방법 · 212

허리 움직이는 것을 두려워 말라 · 212

두려움을 극복하는 5가지 원칙 · 215

호흡 근육을 이완하라 · 219

촉각을 자극해 불안감을 떨쳐내라 · 225

마음을 다스리면 통증이 완화된다 · 229

마음을 집중하는 데 효과적인 명상법 · 229

편안하게 허리 구부리는 '내 모습' 상상하기 · 234

통증을 표현해야 통증이 도망간다 · 237

6장 요통을 '삭제'하는 기적의 재활 운동법

허리 디스크 운동 시작 전 명심해야 할 3가지 · 243
근육이 아닌 척추 움직임이 타깃이 되어야 한다 · 243
운동을 시작하기 전에 4가지 원칙만 기억하라 · 250
허리 운동 효과를 극대화시키는 방법 · 252

허리를 망치는 운동 · 256
1. 윗몸 일으키기 · 256
2. 누워서 다리 들어주기 · 259
3. 슈퍼맨 자세 · 261
4. 스쿼트 · 264
5. 플랭크 · 266
6. 수영과 걷기 · 268

척추를 건강하게 만드는 운동 · 269
요통 환자에게 가장 필요한 운동 · 269
3단계로 나누어서 운동하라 · 271

1단계 척추 움직임 운동 · 273
1. 골반 뒤로 돌리기 · 273
2. 누워서 무릎 당기기 · 276
3. 이상근 스트레칭 · 278
4. 척추 회전 운동 · 280
5. 런지 1, 2 · 284
6. 90-90 스트레칭 · 287
7. 땅콩볼을 이용한 척추 깨우기 · 289
8. 땅콩볼을 이용한 복부 내장기를 이완하는 운동 · 291
9. 반 박쥐 자세로 늑골과 옆구리 늘리기 · 293
10. 허리 올챙이 운동법 · 296
11. 개구리 운동법 · 298
12. 허리 안전벨트 운동법 · 300

2단계 척추 움직임 운동 · 305

1. 누워서 한쪽 팔과 반대쪽 다리 들어주기 · 305
2. 네발로 기어가는 자세에서 한쪽 팔과 반대쪽 다리 들기 · 308
3. 옆으로 누워 양쪽 무릎 구부리고 팔꿈치로 엉덩이 들기 · 311

3단계 척추 움직임 운동 · 314

1. 똑바로 누워 한쪽 팔과 반대쪽 다리 닿기 (반복) · 314
2. 네발로 기어가는 자세에서 한쪽 팔과 반대쪽 다리 닿기 (반복) · 317
3. 한쪽 골반과 몸통, 어깨 회전하여 들기 (반복) · 319

감사의 글 이제, 통증 없이 허리 펴고 살 수 있다 · 322

문제는 '허리 디스크'가 아니라 '통증'이다

허리 디스크로 고통의 터널을 걷고 있는 분들에게 꼭 하고 싶은 말이 있다. "디스크를 너무 두려워하지 마세요. 꼭 치료될 것이고 여러분은 통증 없는 삶을 살 수 있습니다. 반드시 그렇게 됩니다."

최근 많은 사람들이 겪는 가장 흔한 질환 중 하나가 허리 디스크다. 10대부터 70대까지 다양한 연령층이 이 질환으로 고통을 호소한다. 그러나 병원에 가면 디스크라고만 하지 어떻게 해야 안 아픈지 자세한 설명은 듣지 못한다. 사람들은 자기 나름대로 정보를 찾아보며 디스크에 좋다는 건 다 해보지만 신통

치가 않다. 어떤 때는 통증이 더 심해진다. 뾰족한 방법이 없다 보니 결국 수술밖에 답이 없나, 평생 이 허리 통증에서 벗어날 수 없나 답답해하고 두려워한다.

24년 넘게 재활 치료를 해오면서 디스크나 요통 때문에 고통받는 분을 참 많이 만났다. 그중에는 허리가 조금만 아파도 '디스크'라고 의심하는 분, 디스크 '자체'가 요통의 원인이라고, 이것만 고치면 된다고 철석같이 믿다가 더 극심한 고통을 느껴 나쁜 마음까지 먹는 분 등 다양한 분들이 있었다.

치료하는 사람의 입장에서 너무나도 안타까웠다. 디스크 자체가 문제가 아니라 요통을 둘러싼 더 많은 원인이 존재한다고, 그것을 제대로 알고 바로잡으면 수술이나 시술 없이도 얼마든지 건강한 허리를 되찾을 수 있다고, 두려워하지 마시라고 말씀드리고 싶었다. 이 책은 그런 분들을 위해 쓰였다.

과학적 근거를 바탕으로 증명된 이론들, 범죄 프로파일러처럼 몸에서 일어나는 통증의 다양한 원인을 밝히기 위해 그간 스스로 연구하고 환자들에게 적용해온 몸 프로파일링 경험을 담아 요통과 허리 디스크에 대한 모든 것을 이야기해드리고 싶었다. 병원이든 인터넷에 떠도는 정보든 어떤 것도 속 시원한 해결책이 되어주지 못해 답답해하던 분들에게 최소한 이것만 지키시라, 친절한 가이드북을 선물해드리고 싶었다.

이 책은 '허리 디스크'에 관한 잘못된 상식을 바로잡고 허리 건강을 되살리는 데 중점적으로 살펴보아야 할 내용들을 담았다.

1장에서는 디스크에만 갇혀 치료하는 것이 얼마나 위험한 일인지, 척추 질환을 프로파일링하는 척추 프로파일러로서 디스크 통증을 유발하는 원인이 얼마나 다양한지 설명했다. 2장은 평소 환자분들이 가장 많이 질문한 내용을 중심으로 허리 디스크에 대한 잘못된 상식을 바로잡으려 했다. 3장부터 5장까지는 요통과 허리 디스크를 유발하는 대표적인 원인인 잘못된 자세(생활 습관), 음식(식습관), 생각(마음가짐)을 상세히 다뤄 무엇이 문제이고, 어떻게 바로잡을 수 있는지 다뤘다. 마지막 6장에서는 허리 디스크나 요통으로 고생하는 분들이 일상에서 손쉽게 따라 하며 허리 통증이 호전될 수 있는 자세나 운동법을 담는 데 주력했다.

이 책을 쓰면서 나의 바람은 처음부터 끝까지 딱 하나였다. 요통으로 고생하는 분들이 더는 허리 디스크를 두려워하지 않는 것. 이 책을 본 분들이라면 디스크라는 하나의 결과만 볼 것이 아니라 더 큰 범주에서 요통의 원인을 살펴보는 안목을 갖게 될 것이라 확신한다. 그리하여 자신의 허리와 몸 전체를 들여다보고 좀 더 능동적으로 치료에 참여하셨으면 좋겠다. 또한 '반드시 나을 수 있다.'는 희망과 자신감도 얻어가시길 빈다.

허리 디스크는 얼마든지 치료할 수 있는 질환이고, 당신은 반드시 통증 없는 삶을 살 수 있다. 이 점을 꼭 기억하길 바란다. 허리 디스크나 허리 통증으로 힘들어하고 불안해하는 독자들에게 이 책이 도움이 된다면 더 바랄 게 없겠다.

몸을
프로파일링하라

1

'디스크'만 보면
보이지 않는다

프로파일링은 원인에 초점을 맞춘다

표창원이라는 이름을 한 번쯤 들어봤을 것이다. 대한민국 최고의 프로파일러(범죄 심리학자). 프로파일러란 일반적인 수사 기법으로는 용의자의 도주 경로나 범죄의 진상을 파악하기 어려울 때, 사건에 투입되어 용의자의 버릇이나 행동 패턴, 나이, 성격, 용모 등을 추론해 사건을 분석하는 사람이다. 이런 방식으로 결정적 단서를 찾아내어 범죄를 해결하는 데 도움을 준다. 과거의 수사 방식이 사건에 초점을 맞췄다면, 프로파일러 등장 이후에는 범죄자들의 특성이나 범행 동기 등을 분석하는 것이 수사의 중요한 열쇠가 되고 있다. 프로파일러는 범죄 수사의 해결사 같은 존재다.

그동안 허리 디스크나 요통을 치료할 때 이 결과들이 왜 나왔을까 그 원인을 찾는 것이 매우 중요하다고 믿어왔다. 누구보다 집념을 가지고 통증의 원인을 분석하고 밝혀냈다. 지난 24년 동안 병원에서, 재활 센터에서 치료를 하며 제시간에 온전히 점심을 먹어본 적이 손에 꼽힐 정도다. 밥 먹는 시간을 아껴가며 치료하기 어려운 분들을 돌봤고, 환자 한 분 한 분의 통증의 원인을 찾는 데 집중했다.

다른 병원에서 진단을 받고 치료를 했으나 결과가 좋지 않아 다시 나를 찾아온 환자들을 보면 의지가 더욱 불타올랐다. 언제나 내가 해결하지 못하면 다른 누구도 해결할 수 없다는 생각으로 일했다. 오로지 환자의 몸을 프로파일링 하고 해결책을 찾는 일에 매진했다. 잠을 자다가 통증의 원인이나 해결 방안이 생각나면 눈이 번쩍 떠졌다. 길을 걷다가, 지하철을 타고 가다가도 그 자리에 멈춰 서서 메모부터 했다.

보면 프로파일러가 원인에 초점을 맞춰 범죄 수사를 하는 방식이 내가 치료하는 방식과 꽤 닮아 있다. 대한민국 최고의 몸 프로파일러. 그것이 내가 지향하는 바이고, 최고의 몸 프로파일러가 되기 위한 나의 노력은 지금도 현재 진행 중이다.

60대 후반의 한 여성 환자분이 요통과 다리 저림 때문에 상담하러 치료실로 들어왔다. 나는 들어올 때 환자의 표정과 걸음걸이, 앉는 자세를 살폈다. 또 말할 때 환자가 한숨을 쉬는지, 어깨를 올리고 있는지, 양쪽 팔의 위치는 어떠한지, 다리를 꼬고 앉는지, 허리를 너무 꼿꼿하게 펴고 있지는 않는지, 등이 굽었는지, 목을 앞으로 빼고 있는지 등을 꼼꼼하게 스캔했다.

환자를 치료할 때 현재 느끼는 통증의 강도와 엑스레이, MRI와 같은 방사선 자료의 진단 결과도 참고하지만, 머리부터 발끝까지 환자를 살피는 일에 더 집중한다. 발가락 모양부터 다리의 형태, 대퇴골의 모양, 골반의 형태, 허리의 피부색, 척추의 가동성을 직접 촉진한다. 몸통도 하나하나 만져보고 늑골과 견갑골의 형태와 유연성도 살펴보고 목과 머리의 움직임, 내장기가 제 기능을 하는지 현재 상태도 체크한다. 과거 병력이나 평소 습관, 자세에 대해서도 오래 상담하는 편이다.

몸 전체를 파악하고 과거 병력을 관찰하는 일은 어떤 면에서 현재의 치료 진단 결과지를 분석하는 일보다 더 중요하다. 왜냐하면 과거 병력과 평소의 습관을 바탕으로 통증의 원인을

50% 이상 찾아낼 수 있기 때문이다. 그래서 환자들이 하는 말 한마디에도 경청하고 통증의 원인을 하나라도 더 찾아내는 것이 치료 계획을 세울 때 첫 번째 할 일이다. '디스크'라는 결과만 초점을 맞추면 절대 좋은 결과를 얻을 수 없다.

당신은 허리 디스크가 아니다

요통이나 다리 저림의 원인이 허리 디스크라고 믿는 환자분들이 많다. 앞서 강조했지만 허리 디스크는 그렇게 쉽게 허리 통증을 유발하지 않는다. 오히려 디스크보다 다른 원인들 때문에 아픈 경우가 더 많다. 디스크가 터져 수핵이 흘러나와 신경을 누르거나 염증이 생겨 통증을 느낄 수는 있다. 하지만 골반이 틀어지고 나쁜 자세로 인해 척추가 망가지고 그 주변 근육이나 인대가 약해져 요통을 느끼는 경우가 더 많다.

　디스크 때문에 오랫동안 고통받으며 치료를 해온 분들 입장에서야 당연히 디스크에 집착할 수밖에 없지만, 나는 그런 분들에게 "당신은 허리 디스크가 아닙니다."라고 말해주고 싶다. 특히 디스크를 집중 치료해도 좋아지지 않는다면 반드시 다른 원인을 살펴 치료해야 통증에서 벗어날 수 있다.

허리 통증을 일으키는 여러 가지 간접적인 원인에는 발과 다리의 모양, 골반의 구조, 내장기의 상태, 통증에 대처하는 심리적인 상태 등이 포함된다. 디스크에 구조적 문제가 있다고 해도 이런 간접적인 원인들을 치료하면 허리 통증은 더 빨리 회복된다. 따라서 요통을 치료할 때에는 다양한 원인이 있다는 가능성을 늘 염두에 두어야 한다.

통증 자각 시스템이 망가졌다는 5가지 신호

그렇다면 우리를 괴롭게 만드는 요통의 다양한 원인에 대해 좀 더 깊이 살펴보자. 여러 가지가 있겠지만 통증을 알아채고 그에 맞게 대처하는 우리 몸의 시스템이 망가져서 아픈 것이다.

"시술과 수술을 받았고, 결과도 성공적이라고 했는데 전 계속 통증이 있어요." "정기적으로 주사를 맞고 있는데 그때뿐이네요." "허리 통증이 자꾸 재발해요." "꾸준히 운동을 하고 있는데 별로 소용이 없어요."

몸의 시스템이 망가진 분들이 흔히 하는 이야기다. 시스템이 망가졌다는 신호는 크게 5가지로 구분할 수 있다. 첫째, 휴식을 할 때도 계속 근육이 긴장해 있다면 우리 몸의 시스템이 망가진 것이다. 정상이라면 근육은 움직일 때 긴장하고 휴식하거나 움직이지 않을 때에는 긴장을 풀고 이완되어야 한다.

둘째, 척추 관절 하나하나가 움직이는 것이 아니라, 접착체를 붙여놓은 듯 통으로 움직인다면 이 역시 시스템이 망가졌다는 신호다. 거기에 통증에 대한 두려움과 감각 기능마저 소실되어 근육이 계속 긴장한다면 척추는 더 굳는다.

셋째, 동작을 취할 때 뼈든 근육이든 순차적으로 쓰여야 하는데, 이 순서가 뒤죽박죽되거나, 힘을 줘야 할 곳에 힘이 들어가지 않아 엉뚱한 곳에 힘을 줄 때도 문제가 있다는 신호다.

어떤 물건을 들 때, 골반을 중립 위치에 두지 않고 든다면 아무리 가볍더라도 몸에 불필요한 자극을 주게 되고 허리를 쉽게 삐끗할 수 있다. 실제로 몸을 순서대로 쓰지 않아 허리를 다쳐 고생하시는 분들이 많다.

넷째, 내장의 압력이 너무 높거나 낮아도 문제다. 이럴 경우 척추도 압력을 받아 움직임이 소실되고 척추 주변 근육이 긴장하게 된다. 복부에 가스가 차거나 더부룩한 정도가 심하다면 이 역시 몸에 문제가 생겼다는 뜻이다.

다섯째, 만성 통증을 앓고 있는 기간이 길어지는 것도 문제다. 이 경우 디스크에 정상적인 자극을 주어도 잘 인지하지 못하여 통증이 줄어들지 않는다. 아주 작은 자극에 몸이 민감하게 반응하기도 하며 큰 자극에는 오히려 둔하게 반응하기도 한다. 이렇게 통증이 습관이 되어 몸의 시스템이 비정상적으로 작동하게 되면 치료는 점점 더 어려워진다.

몸의 시스템은 하루아침에 망가지지 않는다. 생활 습관, 자세, 평소 마음가짐, 요통을 앓아온 기간과 통증의 강도 등이 다 영향을 미치기 때문에, 오랜 시간에 걸쳐 천천히 망가지는 경우가 대부분이다. 이는 빠른 시일 안에 해결되지 않는다. 환자들에게 이 부분을 이해시키는 데에 오래 걸리지만 통증이 지속되거나 재발되는 사람들이 꼭 알아두어야 할 내용들이다.

그렇다면 어떻게 해야 시스템을 정상화시킬 수 있을까? 사람마다 그 변화를 파악하고 대처하는 방식이 다르겠지만 우선 디스크를 집중 치료했을 때 효과가 없다면 시스템에 문제가 생겼는지 한 번쯤 의심해봐야 한다. 또한 시스템을 망가뜨리는 다양한 원인을 살펴 바로잡아야 한다. 평소 바른 자세, 긍정적인 생각, 내장에 가스를 차게 하는 음식을 되도록 적게 섭취하고 척추를 유연하게 쓰는 운동을 하는 것도 중요하다.

허리 통증을 일으키는 숱한 원인들

평발이 허리 통증을 일으킨다

1999년에 K의료원에서 우리나라 최초로 족부 세미나가 열렸다. 이 세미나에 참석하고 나서 족부가 요통과 디스크에 어떤 영향을 미치는지, 족부를 어떻게 봐야 하는지 알게 되었다. 특히 통증의 원인을 다른 시각에서 보게 된 계기였다는 점이 내게는 매우 의미 있었다.

사람은 두 발로 직립 보행을 하기 때문에 몸을 바로 세우는 데 척추만큼 중요한 것이 발이다. 발이 우리 몸의 주춧돌인 셈이다. 따라서 발의 정렬이 무너지면 기둥 역할을 하는 척추의 균형도 깨지게 된다. 발과 다리에 직접 연결된 골반에도 문제가 생기는 것은 말할 것도 없다.

이 중에서도 평발은 구조적으로 허리나 디스크에 더 안 좋은 영향을 준다. 평발은 발바닥이 땅에 그대로 닿아 발은 물론 다리, 골반, 허리에 충격이 그대로 전해진다. 또 서 있을 때 발 아치의 각도가 20도 이상 되어야 정상인데, 이 각도가 작다. 각도가 정상적으로 유지되어야 발목이 제 위치에 있게 되고 발목 위에 있는 다리뼈뿐만 아니라 몸의 전체 정렬도 맞출 수 있는데, 이게 어려운 셈이다.

각도가 무너진 평발은 다리와 골반을 틀어지게 하고 골반과 연결되어 있는 척추의 정렬도 무너뜨린다. 따라서 평발이 되면 O자 다리나 X자 다리가 될 확률이 높고 골반과 골반 위에 있는 척추도 정상적인 위치에서 벗어나서 일자 허리나 과전만 허리가 되거나 척추 주변 근육들이 쉽게 긴장하게 된다.

근육이 계속 긴장하면 척추의 움직이는 능력이 떨어져 디스크 안에 영양 공급이 되지 않는다. 평발과 허리 디스크는 이처럼 서로 긴밀한 영향을 주고받는 관계이므로, 디스크나 요통의 원인을 찾을 때 발도 주의 깊게 봐야 한다.

2010년 〈한국사회체육학회지〉에 '평발인 척추 부정렬 환자

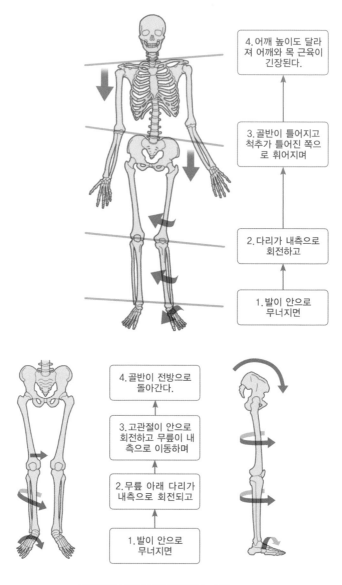

4. 어깨 높이도 달라 져 어깨와 목 근육이 긴장된다.

3. 골반이 틀어지고 척추가 틀어진 쪽으 로 휘어지며

2. 다리가 내측으로 회전하고

1. 발이 안으로 무너지면

4. 골반이 전방으로 돌아간다.

3. 고관절이 안으로 회전하고 무릎이 내 측으로 이동하며

2. 무릎 아래 다리가 내측으로 회전되고

1. 발이 안으로 무너지면

평발이 몸 전체의 부정렬에 미치는 영향

발 아치의 내측이 무너지면 발목이 안쪽으로 휘며 다리도 안으로 회전한다. 골반이 앞으로 빠지고 허리는 과하게 꺾이며 엉덩이는 오리 엉덩이처럼 튀어나온다. 이때 척추도 틀어지며 어깨 높낮이도 달라진다.

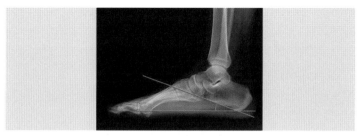

발의 정상적인 아치 각도

발 이치는 바닥에서부터 발뒤꿈치 뼈(종골)까지 연장선을 그었을 때 생기는 경사각을 의미한다. 이 각도가 20도 이상 유지되어야 하는데 평발은 이 아치가 무너진 상태이다.

에게 발 보조기가 미치는 영향'을 주제로 연구한 논문이 실렸다. 평발인 척추 부정렬 환자 20명에게 8주간 발 보조기를 착용하게 한 다음 착용 전과 후의 모습을 엑스레이 촬영해 척추 각도를 비교한 내용이었다.

결과는 놀라웠다. 척추가 비정상적으로 틀어져 있었는데, 8주 후 대부분 정상적인 각도에 가깝게 돌아와 있었다. 비정상적인 발에 정상적인 변화를 유도하면 척추도 정상적인 각도로 변화된다는 것을 증명한 셈이다. 척추의 각도 변화는 척추 사이에 있는 디스크의 변화에도 상당한 영향을 준다.

척추의 평균 각도는 목의 경우 앞으로 35~40도, 등뼈는 뒤로 45도, 허리는 앞으로 35~40도, 꼬리뼈는 뒤로 30도가 정상이다. 만약 이 각도가 너무 작거나 크면 균형이 무너져 디스크에 문제가 생길 확률이 높다.

"허리가 아파서 왔는데 왜 발을 보세요?"

"발 검사를 왜 해야 하나요?"

허리 디스크 때문에 치료를 받으러 오시는 분들이 이런 질문을 많이 한다. 환자 입장에서 보면 연관성이 없다고 생각할 수 있지만, 이런 까닭 때문에 몸 프로파일러로서 나는 치료할 때마다 매번 반드시 발과 관련된 검사를 시행한다.

한번은 10대 고등학생이 찾아왔다. 극심한 허리 통증을 호소했는데, 앉아 있기도 힘들어했으며, 허리를 구부릴 때마다

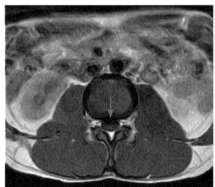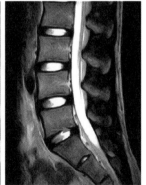

고등학생의 요추 5번과 천추 1번 디스크가 중앙으로 튀어나온 MRI 사진

1장 · 몸을 프로파일링하라

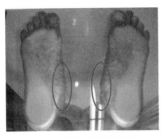

같은 고등학생의 족저경 사진

다리가 당긴다고 했다. 실제 MRI 사진을 보니 요추 5번과 천추 1번 디스크가 튀어나와 있었다.

나는 학생의 허리와 발을 꼼꼼하게 살폈다. 학생의 발을 살펴보니 평발이었다. 서 있을 때 바닥에서 보이는 발바닥의 모양이 어떤지 사진을 찍어 검사해보니, 양쪽 발바닥 아치 각도가 20도보다 작았으며 발 안쪽 뼈가 무너져 내린 상태였고, 아래로 심하게 튀어나와 있었다. 그래서 족저경 사진을 보면 발 안쪽이 바닥에 닿아 있다. 이럴 경우 골반, 척추가 틀어지게 돼 디스크도 압력을 받아 튀어나오게 된다.

내장 기관의 압력 조절이 관건이다

프랑스 물리치료사이자 정골의학 의사인 쟝 피에르 바렐(Jean-Pierre Barral)은 내장기 도수 치료에 많은 업적을 남겼다. 그가 연구한 내용들을 살펴보면 내장기(특히 압력)가 척추의 움직임과 연관되어 있고 호흡을 관할하는 횡격막과 복부 안에 있는 다른 장기들의 움직임에도 영향을 준다고 했다.

허리 통증으로 고생하는 사람들의 엑스레이 결과를 보면 대부분 내장에 가스가 많이 차 있었다. 내장에 가스가 많이 차면 복부의 압력이 높아져 척추와 디스크도 지속적인 압박을 받는다. 그러면 척추나 척추 주변 근육이 긴장하게 되어서 척추의 움직임이 줄어들고 디스크 내부로 영양분이 들어가지 못해 디스크가 병이 든다.

한번은 허리가 너무 아파 기침할 때조차 허리를 붙잡고 한다는 환자가 찾아온 적이 있다. 이 환자의 내장기 사진을 보니 가스가 가득 차 있었다. 그에게 평소 생활 습관에 대해 물었다. 그러자 항상 소화가 안 되고 더부룩하다고 했다. MRI 결과도 척추에 압력을 많이 받아 디스크가 튀어나와 있었다.

"허리가 아파서 대변을 볼 때 힘들어요." "밤늦게 음식을 먹으면 소화가 안 될 때가 많아요. 그럴 때마다 허리 통증이 심해요." "배가 부르면 허리가 더 아파요."

내장기에 가스가 찬 환자들과 이야기를 하다 보면 평소 잘못된 식습관 때문인 경우가 대부분이다. 내장기의 압력이 너무 낮거나 높으면 장기의 움직임이 줄어들고 압력을 받은 장기의 위치가 변할 뿐만 아니라 내장을 감싸고 있는 복막도 긴장한다. 복막은 척추에 붙어 있기 때문에 복막이 긴장하면 척추도

1장 · 몸을 프로파일링하라

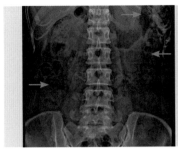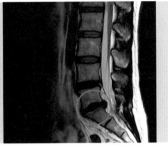

요통 환자의 내장기 사진

왼쪽 사진의 화살표 방향을 따라 검은색으로 보이는 부분이 가스가 찬 것이다. 오른쪽 사진은 같은 환자의 디스크를 찍은 것으로, 요추 5번과 천추 1번 사이의 디스크가 뒤로 튀어나와 있고 요추 4번과 5번도 병들어 다른 부분보다 검게 보인다.

따라서 긴장해 움직임이 줄어들며 디스크가 튀어나온다.

이렇듯 내장기의 압력 조절이 안 되는 것도 요통의 원인이 될 수 있으며, 내장에 가스를 차게 만드는 음식을 줄이는 것만으로도 크게 호전된다. 이 식습관에 관한 이야기는 4장에서 자세히 다루겠다.

유전적으로 나쁜 기질이 허리를 망친다

허리 통증 때문에 심하게 고생해본 부모는 자식들에게 요통이 유전될까 봐 전전긍긍한다. 실제로 부모나 형제자매 중에 허리 통증을 앓았던 사람이 있다면 요통을 경험할 확률이 높다. "아버지가 디스크 수술을 하셨어요." "어머니도 요통 때문에 병원을 수없이 많이 다니세요." "우리 언니도 허리 디스크 시술을 받았어요." 심지어 한 가족이 모두 허리가 아파서 병원에 다니는 경우도 있었다.

한 의료 기관에서 6개월 동안 척추 질환으로 내원한 환자 2,500명을 대상으로 조사한 결과, 부모와 자식이 함께 허리 통증을 앓고 있는 경우가 23%였다. 많진 않지만, 가족 중 디스크 환자가 없는 경우보다는 확률이 높았다.

그렇다면 디스크 환자들이 걱정하는 것처럼 허리 통증도 대물림되는 것일까? 절대 그렇지 않다. 허리 디스크는 고혈압, 당뇨, 암처럼 유전적으로 발병되는 것이 아니다. 그보다는 잘못된 생활 습관 때문에 생기는 병이다. 그렇다면 왜 한 집안에 요통 환자가 있을 경우 그렇지 않을 때보다 다른 가족 구성원이 디스크 질환을 앓게 될 확률이 높아지는 것일까?

유전적으로 타고난 기질이 잘못된 생활 습관을 유발시키고, 그것을 가족 구성원들이 공유하기 때문에 그런 것이다. 무슨 말인가 하면, 원래 약하거나 쉽게 병들거나 잘 찢어지는 디스크 자체가 유전되는 것이 아니라, 유전적으로 타고난 체질이 디스크 질환을 일으키는 요인에 영향을 준다거나 부모의 잘못된 생활 습관을 자식들이 오랫동안 보고 배웠기 때문에 그렇다는 것이다.

가령 타고나기를 근육이 너무 없거나 너무 많은 체형, 유연하지 못한 체질, 스트레스에 유독 민감한 기질을 가졌다면, 이것이 디스크가 발병하는 데 영향을 줄 수 있다. 특히 스트레스에 민감한 사람일수록 근육이 쉽게 긴장하기 때문에, 척추도 긴장을 많이 하여 허리 통증을 앓게 될 확률이 높다.

생활 습관 같은 경우, 가족들이 주로 좌식 생활을 한다거나, 운동을 거의 안 한다면 이 역시 디스크가 발병하는 데 영향을 줄 수 있다. 커피나 소화가 안 되는 밀가루, 고기 같은 음식을 자주 먹는 식습관을 공유하는 경우도 마찬가지다. 이런 식습관을 가지고 있으면 내장 기관에 가스가 차서 디스크 질환을 앓게 될 수 있다.

하지만 허리 디스크는 유전이 아니라 잘못된 생활 습관 때문에 걸리는 병이므로, 이 요인을 철저히 관리하면 나을 수 있다. 가족 모두 올바른 생활 습관을 따르고 함께 척추를 움직여주는 운동을 반복하면 반드시 허리 디스크 통증에서 벗어날 수 있다.

여성이 남성보다 발병 확률이 높은 이유

허리 디스크 때문에 병원을 찾는 환자들을 보면, 남성보다 여성이 더 많다. 이유가 뭘까?

유감스럽게도 선천적으로 타고난 체형의 차이와 호르몬의 영향 때문에 그렇다. 특히 근육이나 인대, 골반과 척추의 구조, 호르몬의 작용 등에서 여성과 남성은 큰 차이를 보이는데, 이것이 요통이나 디스크의 원인이 될 때가 있다.

여성과 남성을 비교해보면, 남성은 뼈와 관절의 구조 자체가 힘을 쓰는 데 용이하게 되어 있다. 따라서 유연하지는 않지만 근육이 크고 인대도 튼튼하다. 반면 여성의 근육과 인대는 유연하지만 상대적으로 힘이 약하다.

남성과 여성은 '골반' 구조에서도 확연한 차이를 보이는데, 특히 여성의 경우 임신과 출산을 하기 때문에 유전학적으로 척추에 비해 골반이 넓다. 골반이 넓다는 것은 그만큼 앞으로 기울어져 있다는 뜻인데, 이렇게 되면 골반과 척추의 연결 부분이자 척추의 제일 아랫부분인 천장관절이 어긋나거나 제 위치에서 벗어나기 쉽다. 당연히 척추도 중립 위치에서 벗어나 척추 주변 근육이 긴장하고 척추의 움직임도 감소하게 된다.

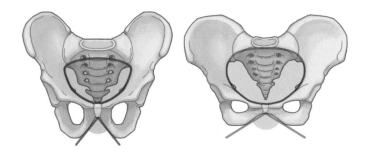

왼쪽 남성 골반의 경우, 아래로 벌어진 골반의 각도가 90도 이하로 좁다. 반면 오른쪽 여성의 골반은 90도 이상이다. 남성에 비해 골반이 옆으로 넓고 크다.

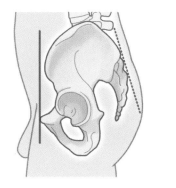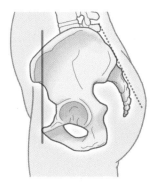

측면에서 보면 오른쪽 여성의 골반이 왼쪽 남성의 골반보다 앞으로 더 기울어져 있다. 이럴 경우 척추 아래쪽이 불안정해저 척추와 디스크가 약해질 확률이 높다.

남성과 여성의 골반 비교

여성은 근육이나 인대가 약하기 때문에 골반이나 척추를 강하게 잡아주지 못해서 허리 디스크에 더 잘 걸린다.

뿐만 아니라 여성은 살면서 '3번의 큰 호르몬 변화'를 겪는다. 첫 번째는 초경이 시작될 때다. 이때 급격한 호르몬 변화를 겪으면서 아이를 낳기 위한 몸이 만들어진다. 골반이 넓어지며, 키도 갑자기 커서 척추가 길어진다. 척추 주변 근육이나 인대도 느슨해지고 약해진다. 이런 이유 때문에 허리 통증이나 디스크 질환을 앓게 될 확률이 높다.

두 번째는 임신했을 때다. 임신을 하면 서너 달 이후부터 임신 호르몬인 릴렉신(relaxin)이 분비되는데, 이 호르몬은 태아를 출산하기 위해 골반을 이완시키는 역할을 한다. 출산이 임박할수록 골반과 척추 주변 근육, 인대가 느슨해진다. 또 태아가 커지면서 배가 부르게 되면 허리가 앞으로 과하게 굽은 과전만이 된다. 출산을 하고 나서도 골반과 척추가 약해져 있을 뿐만 아니라 위치도 변해 있기 때문에 산후조리를 할 때 바로잡지 않으면 평생 허리 통증으로 고생하게 된다.

마지막은 폐경을 할 때다. 이 시기에는 에스트로겐이라는 여성 호르몬이 급격하게 감소하게 되는데, 이로 인해 골밀도 감소, 근력 약화, 인대의 유연성마저 떨어져 자칫 척추가 안 좋아질 수 있다. 특히 척추 움직임에 제일 중요한 역할을 하는 것이 '꼬리뼈'인데, 폐경을 하게 되면 꼬리뼈 주변 인대가 석회화되기 시작한다. 뼈처럼 단단하게 굳는다는 것인데, 그렇게 되면 척추 움직임이 감소되어 영양분을 공급받지 못한 디스크는 쉽게 병들어 찢어지고 뒤로 튀어나오게 된다.

내가 치료했던 여성 환자들의 경우에도 호르몬이 변하는 시기를 잘 관리하지 못해 요통이나 디스크 질환을 앓게 된 적이 많았다. 그래서 다시 한 번 이 시기의 중요성을 강조하고 싶다.

이외에 여성들 특유의 생활 습관도 디스크 질환에 영향을 미친다. 가령 굽이 높은 하이힐을 자주 신으면 체중이 앞으로 쏠려 골반이 틀어지고 척추에 무리를 주게 된다. 핸드백을 한쪽으로 들거나 타이트한 보정 속옷을 입는 경우, 다리를 꼬고 앉는 습관 역시 허리 디스크 질환을 유발한다. 따라서 이러한 생활 습관을 관리하는 것도 중요하다.

잘못된 근육 운동이
허리를 망친다

코어 근육의 비밀

선천적인 체질 때문에, 타고나기를 근육과 인대가 약하다면 이를 탓하고만 있어야 할까? 아니다. 허리 건강에 필요한 근육을 단련하면 된다. 이 근육이 바로 '코어 근육'이다.

허리 디스크나 요통 때문에 찾아오는 많은 분들이 허리에 좋은 운동, 특히 허리 근육을 단련하는 운동을 하나씩은 해봤거나 하고 있는 경우가 많다. 그리고 이렇게 질문한다.

"선생님, 허리 근육을 키우면 허리 디스크가 오지 않죠?" "저는 매일 허리 단련 운동을 해요. 특히 코어 근육을 강화하는 운동을 하는데, 도움이 되는 거 맞죠?"

이런 분들에게 가장 먼저 하고 싶은 이야기는 "허리 통증이 없다면 하세요."이다. 그러나 허리 통증이 있다면 "제대로 된 코어 근육 운동을 하시라."는 것이다.

무슨 말일까? 코어 근육이란, 척추, 골반, 복부를 지지하는 근육으로 몸의 중심을 잡아주는 역할을 한다. 이 코어 근육은 척추 바깥쪽을 둘러싼 대근육과 척추에 바로 붙어 있는 속근육으로 분류할 수 있다.

그런데 많은 분들이 코어 근육 운동이라고 하면 바깥쪽에 있는 대근육들만 강화하려고 한다. 물론 이 근육들이 단련되면 좋겠지만, 허리 통증이 있다면 바깥에서 잡아주는 대근육이 아닌 안쪽에서 척추 움직임에 영향을 주는 '속근육' 운동을 해야 한다.

자, 그럼 대근육과 속근육에 대해 좀 더 자세히 알아보자. 먼저 척추를 중심으로 바깥쪽에 있는 대근육을 살펴보면 척추를 양쪽 뒤에서 잡아주는 '척추기립근'이 대표적이다. 이 근육은 척추가 바로 서는 데 도움을 준다.

그다음이 배 앞쪽에 있는 '복직근'이다. 흔히 우리가 복근이나 식스팩을 만든다고 할 때 강화하려는 근육이 바로 이것이

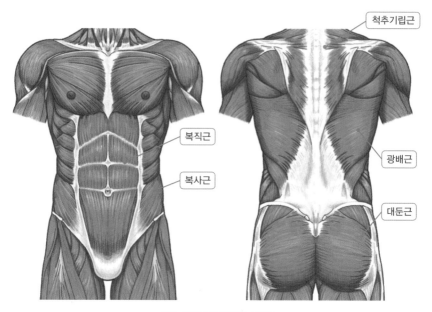

척추 바깥쪽에 위치한 대근육

배를 중심으로 가운데에 복직근과 측면에 복사근이 있고 척추를 중심으로 보면 광배근, 대둔근, 척추기립근이 있다. 이 3가지 근육은 가장 크고 힘이 센 근육이다. 또한 이 5가지 근육은 코어 근육 중 대표적인 대근육에 해당한다.

다. 그러나 허리가 아플 때 이 근육을 강화시킨다고 윗몸 일으키기 같은 복근 운동을 하면 복부 내장기 압력이 높아져서 디스크 압력도 높아진다. 따라서 디스크 질환이나 요통을 앓고 있다면 이 근육을 강화시키는 운동은 하지 않는 것이 좋다.

척추와 복직근을 연결해주는 측면 근육을 '복사근'이라고 한다. 이 근육은 몸통을 회전하는 데 쓰인다. 이 대근육들 중에서 제일 바깥쪽에 위치한 근육은 엉덩이에 붙어 있는 '대둔근'과 등에서 골반으로 연결되어 있는 '광배근'이다. 이는 우리 몸에서 제일 크고 강한 대근육에 해당한다.

그렇다면 허리가 아플 때 왜 이 근육들을 강화하는 운동을 하면 안 되는 것일까? 이 근육들은 허리를 지탱해주는 데 꼭 필요하지만, 짧은 시간에 폭발적인 힘을 쓸 때 더 필요한 근육들이다. 평소에 오래 앉거나 서고, 걷고, 누워 있는 데 이런 대근육을 쓸 일이 별로 없다.

통증이 있는데도 이 근육을 강화하겠다고 무리하게 운동을 하면 오히려 근육과 척추가 긴장하여 디스크나 요통 치료에는 좋지 않다. 통증이 있는 사람들이 치료 목적으로 허리 근육을 단련하고 싶다면 대근육의 크기를 키우고 힘을 강화하는 데 목적을 두어서는 안 된다.

그보다는 근육의 긴장을 조절하고 척추를 움직이는 데 목적을 두어야 한다. 그러려면 앞으로 소개할 속근육, 척추에 바로 붙어 있는 근육에 집중하여 이를 단련시켜야 한다.

속근육을 잘 써야 허리를 잘 쓴다

속근육이란 척추 가까이에 붙어 있는 근육을 말한다. 이 근육은 척추의 움직임에 직접적으로 영향을 미친다. 허리가 아픈 사람일수록 속근육을 인지하고 활성화시켜야 하는데, 여기에서 활성화란 근육을 '강화'시키는 것이 아니라 근육을 잘 조절한다는 의미에 더 가깝다.

대근육을 강화하는 운동을 하는 분들에게 하지 말라고, 꼭 필요한 코어 근육만 단련하면 된다고 하면 꼭 이런 말들을 한다. "허리 근육을 강화하지 말라고 하시니 말도 안 돼요!" "제가 하는 게 코어 운동이 아닌가요? 진짜 코어 근육이 뭔데요?"

이는 속근육이 뭔지 잘 몰라서 그런 경우가 태반이다. 대근육이 순간적으로 폭발적인 힘을 쓸 때 필요한 것이라면, 속근육은 우리가 평소에 근육의 긴장을 조절하고 척추를 움직이게 하여 디스크에 영양분을 공급하도록 돕는다. 요통이나 디스크 환자들이 가장 바라는 것이 앉아 있거나 1시간이라도 서 있는 것인데, 일정한 시간 동안 어떤 동작을 취하거나 그 자세를 오래 유지하려고 한다면 이 속근육이 필요하다.

속근육은 총 4가지 근육으로 구성된다. 첫째는 척추 하나하나에 붙어서, 척추 움직임에 따라 위아래로 움직이는 '다열근'이고, 둘째는 호흡과 내장기의 움직임에 직접적인 영향을 주는 '횡격막'이다. 횡격막은 흉곽을 구성하는 늑골 제일 아래쪽에 둥근 타원 모양으로 붙어 있는데, 호흡할 때 가슴 위쪽, 대각선 측면 바깥쪽으로 움직인다(223쪽 횡격막 이완 호흡법 그림 참조).

셋째는 속근육 중 가장 핵심적인 역할을 하는 '복횡근'인데, 골반과 척추, 늑골에 붙어 전면과 외측으로 움직인다. 속근육 중에서 복횡근이 먼저 수축해야 척추와 척추 주변 근육들에도 제대로 된 움직임이 일어난다. 그리고 마지막은 꼬리뼈와 골반 기저부에 붙어 있는 '골반 기저근'이다.

속근육은 대근육처럼 몸집을 키울 수는 없다. 근육이지만 신경 세포가 많이 분포되어 있어서다. 요통이나 디스크 환자들이 이 근육을 단련해야 하는 것도 바로 이런 특성 때문이다.

통증이 있는 사람의 경우 통증의 강도를 파악하며 자신이 움직일 수 있는 범위 안에서 조금씩, 반복적으로 허리를 움직여주는 것이 중요하다. 이때 척추의 움직임을 알아채려면 신경 세포가 분포된 속근육이 건강해야 하고 이 근육을 통해 척추를 지속적으로 움직여주어야 디스크에 영양분이 공급되어 병든 디스크를 건강하게 만들 수 있다. 따라서 신경 세포가 많은 속

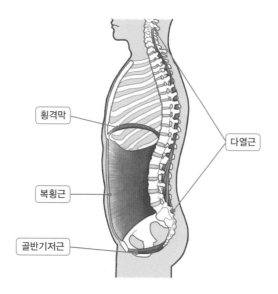

척추 안쪽에 위치한 속근육

척추를 중심으로 앞과 옆쪽에는 복횡근이 있고, 뒤쪽 마디마디에는 다열근, 위쪽에는 횡격막, 아래쪽에는 골반기저근이 있다. 이 4가지 근육들은 척추에 직접 붙어 있으며, 척추의 움직임에 영향을 주고 디스크에 영양분을 공급하는 데 중요한 역할을 한다.

근육을 단련하는 게 무엇보다 중요하다.

결국 척추의 움직임을 좋게 하는 것과 속근육을 인지하는 것은 같은 맥락이다. 속근육을 예민하게 느낄수록, 속근육이 튼튼할수록 척추의 움직임이 좋아지고 요통을 치료하는 데도 유리하다.

그러나 속근육은 근육의 크기를 키우거나 근력을 강화시키는 운동으로는 단련할 수 없다. 그보다 신경 세포를 자극하는

1장 · 몸을 프로파일링하라

인지 운동, 근육의 긴장을 조절하는 운동, 척추의 움직임을 인지하는 고유수용감각 운동, 척추를 직접적으로 움직여주는 운동을 통해 단련할 수 있다.

척추가 호흡해야
몸 전체가 건강하다

매 순간 척추가 움직여야 한다

사람이 매 순간 호흡을 하기 위해 움직이듯이 척추도 쉴 새 없이 위아래로 움직인다. 위아래로 움직일 때 척추의 간격은 좁아졌다가 늘어난다. 이러한 움직임을 우리는 '척추 호흡'이라고 하는데, 이때 척추 사이사이에 있는 디스크도 영양분을 공급받는다.

이는 정골의학 의사인 윌리엄 가너 서덜랜드(William G. Sutherland)가 맨 처음 설명한 개념으로, 척추가 스스로 움직인다는 것을 의미한다. 이 개념은 1900년대 초까지만 해도 상당

1장 · 몸을 프로파일링하라

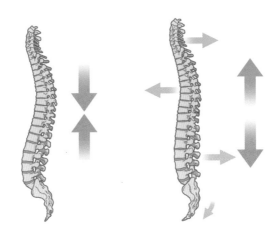

척추 호흡 과정

왼쪽은 척추 간격이 좁아져 있고 오른쪽은 늘어나 있다. 이런 식으로 척추는 계속 위아래로 움직이며 호흡한다. 이때 디스크도 영양분을 공급받는다.

히 놀라운 발견이었다. 이전까지는 척추는 스스로 움직이지 않는다는 것이 학계의 정설이었기 때문에, 척추 움직임에 대한 중요성이 간과되었을뿐더러 척추가 움직인다는 것에 상당히 회의적이었다.

그러나 척추 호흡에 대한 이론은 정골의학 의사인 존 어플레저(John E. Upledger)에 의해 더욱더 확고히 정립되었다. 업플레져는 척추 호흡에 대한 이론을 과학적으로 실험하고 증명했다. 그리고 척추 호흡에 관한 다양한 검사와 치료 기법도 개발했

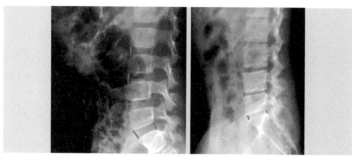

5세 여자아이(왼쪽)와 34세 여성(오른쪽)의 엑스레이 사진을 비교한 것이다. 아이들의 경우 어른보다 척추 움직임이 잘 일어나 척추와 척추 사이의 디스크 공간이 넓고 건강하다. 반면 34세 여성의 경우 척추 움직임이 제대로 일어나지 않아 디스크 사이의 공간이 좁고 허리 통증도 심하다. 이처럼 척추 움직임은 디스크 건강에 매우 중요한 역할을 한다.

다. 그리하여 척추 호흡이 척추뿐만 아니라 몸 전체에 영향을 준다는 것을 이론적으로 밝혀냈다.

지금까지 정립된 척추 호흡 이론에 따르면, 척추 호흡은 디스크에 영양분이 공급될 수 있도록 돕는 역할을 한다. 또한 디스크가 밖으로 탈출되지 않도록 안에서 당기는 역할도 하기 때문에, 디스크나 요통을 치료할 때는 물론, 완치 후 재발 방지 차원에서 척추 호흡 운동을 꾸준히 해줘야 한다.

척추 움직임은 태어나서 생명이 다할 때까지 끊임없이 자발적으로 일어난다. 척추 호흡의 움직임 정도는 선천적으로 타고나기도 하고 후천적으로 외부 환경에 영향을 받기도 한다. 움

1장·몸을 프로파일링하라

직임은 개인마다 차이가 있지만 움직임에 영향을 주는 요인을 잘 관리한다면 건강한 척추를 만들 수 있다.

척추 움직임이 활발히 일어나려면 몇 가지 선행되어야 할 조건이 있다. 첫째, 골반이 틀어지지 않고 제 위치에 있어야 한다. 둘째, 내장기에 가스가 차서 압력이 너무 높아도 안 된다. 셋째, 과도한 스트레스 때문에 잘못된 호흡을 하여 목이나 어깨만 쓰면 안 된다. 넷째, 오랜 시간 고정된 자세로 있어 몸을 긴장시켜도 안 된다.

평소 디스크나 요통 환자들에게 강조한 척추 움직임을 좋게 해야 한다는 것은 결국 척추 호흡을 잘해야 한다는 말과 같다. 따라서 다음 4가지 사항을 기억하고 척추 움직임에 도움이 되는 좋은 자세, 좋은 음식, 좋은 생각, 좋은 운동을 꾸준히 해준다면 평생 허리 통증 없이 건강한 허리를 가지고 살 수 있다.

느리게, 조금만, 약하게 자극 주기

척추를 움직일 때는 움직임의 속도, 범위, 강도, 빈도를 자신의 몸에 맞게 조정해야 한다. 첫째, '속도'는 느릴수록 좋다. 그래야 움직임을 잘 감지할 수 있기 때문이다. 둘째, 척추 관절의 '가동 범위'를 작게 하라. 자신이 움직일 수 있는 범위 안에서만 움직이면 된다. 운동 범위가 넓은 것보다 움직임을 기민하게 느끼는 것이 더 중요하다. 셋째, '강도'는 약한 것이 좋다. 이는 가동 범위와 같은 맥락이다. 넷째, '빈도'는 높여라. 아프다고 허리를 고정시키면 오히려 움직임이 없어 통증이 더 악화된다. 잠자는 허리를 깨우고 자주 움직여줘야 허리도 이를 기억하고 움직임도 계속 일어난다.

척추를 움직이는 운동의 종류는 매우 다양한데, 그럼 어떤 운동이 효과적일까? 디스크나 요통 환자들은 주변에서 "허리를 뒤로 젖히는 운동이 답이다." "허리 디스크 환자는 허리를 구부리면 절대 안 된다." "허리를 고정하고 허리 주변 근육을 강화해야 한다."라는 말을 자주 듣는다.

하지만 이런 말은 잘못되었다. 중요한 것은 개인의 척추 상태를 먼저 알아채는 것이고, 그다음 몸에 맞게 숙이고 젖히고 허리를 한쪽만 움직이고 척추를 하나씩 움직이는 동작들을 해야 한다. 한마디로 환자마다 척추 움직임에 대한 운동의 종류나 강도가 다르게 적용되어야 한다는 것이다.

허리가 뒤로 젖혀져 전만이 심한 허리를 가진 사람들은 앞으로 숙이는 동작이 많은 윌리엄스 굴곡 운동을 주로 한다. 척추가 앞으로 구부려져 있는 후만이 심한 사람들은 허리를 뒤로 젖히는 맥켄지 신전 운동을 위주로 한다. 허리에 측만이 있는 사람들은 휘어져 압박된 쪽을 늘리고, 회전하면서 호흡을 통해 원래의 위치를 되찾게 하는 슈로스(Christa Lehnert Schroth) 측만 운동을 위주로 한다.

하지만 무조건 한 가지 운동이 디스크에 도움이 된다고 믿는 것은 위험하다. 허리가 많이 굳어져 척추가 움직이지 않는 분들은 어느 한 가지 운동을 집중해서 하는 것보다는 일단 개인의 허리 상태를 고려해 척추의 움직임을 되살리는 여러 운동을 하는 것이 좋다. 그런 뒤에 척추의 움직임이 잘 일어나고 상태가 호전되는 것에 따라 단계별로 다양한 운동을 해주면 도움이 된다.

척추 유합술은 최후의 수단

아픈 허리를 움직이면 통증이 더 심해질까 봐 두려운 마음에 가만히 있거나 시술, 수술을 하는 분들이 많다. 그러나 이는 척추 움직임에 대한 감각 기억을 상실하게 만들어 오히려 척추 움직임을 감소시킨다. 특히 움직임을 방해하는 제일 큰 위험

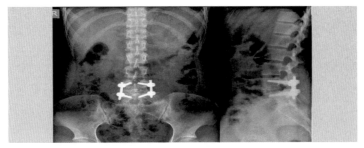

요추 4번과 5번 사이에 나사못 고정 유합술을 시행한 20대 여성의 사진
척추 유합술 이후 척추 움직임에 대한 기억이 상실되어 척추 주변 근육들이 긴장해 요통만 심해졌다. 또한 허리를 아예 구부리지 못하게 되어 일상생활이 힘들어졌다.

요인이 척추에 나사못을 박는 '척추 유합술'이다.

척추 유합술은 척추 움직임을 없애는 가장 나쁜 방법이다. 척추와 척추 사이에 나사못을 박아 디스크를 제거하고 척추를 묶어두는 것인데, 이렇게 되면 척추가 움직이지 못하게 되어서 디스크를 치료할 최후의 치료 수단을 모두 없애버리는 것과 같다. 따라서 척추 수술을 결정할 때는 신중해야 하고 가장 마지막 수단으로 남겨두어야 한다.

20대 후반의 여성이 허리 통증 때문에 허리도 못 구부리고 자동차도 제대로 타지 못한다며 치료실을 찾아왔다.

"취업도 해야 하고 결혼도 해야 하는데, 허리 통증 때문에 너무 힘들더라고요. 그래서 빨리 낫고 싶은 마음에 척추에 나사못을 박는 수술을 했어요. 수술을 하고 난 직후에는 통증이 좀 좋아졌는데 지금은 허리를 아예 구부리지 못하니까 일상생활이 힘들더라고요. 다시 엑스레이 촬영을 했는데 뼈가 퇴행되었다고 해요. 전 이제 어떻게 해야 하나요?"

2003년 척추포럼에서 성균관대 삼성서울병원 신경외과 어환 교수는 "척추 수술은 반품을 못하는 물건을 사는 것과 같다. 수술적 치료는 일생에 단 한 번 있고 한 번의 수술로 좋은 결과가 나오지 않으면 다시 치료할 기회가 없다. 그러므로 척추 수술은 신중해야 하고 척추에 나사못을 박는 기구를 삽입할 때는 더 많이 주의해야 한다."라고 했다. 수술은 최후의 치료 수단으로 남겨두어야 한다는 것이다.

2005년 하버드대 의과대학 연구팀은 미국 메인(Maine) 주에 거주하는 허리 디스크 환자 400명을 10년 동안 추적 관찰해왔다. 그 결과 수술 후 10년이 지나 증상이 호전된 환자의 비율은 69%이고 수술을 받지 않았는데도 좋아진 경우는 61%였다. 단 8% 차이밖에 안 나니, 수술이 필수 요건은 아닌 셈이다.

물론 항문이나 방광 괄약근 조절이 안 될 때, 다리 근력이 점점 약해질 때, 물리치료나 침 치료, 도수 치료 등의 보존 치료를 해도 효과가 없고 통증이 심해질 때는 수술을 고려해야 한다.

그러나 수술을 하더라도 통증이 완전히 사라질 것이라는 기대는 버려야 한다. 수술 후에도 통증은 남을 수 있고, 이는 수술이 잘못되었다기보다 디스크를 병들게 만든 진짜 원인을 해결하지 못한 탓이 크다. 척추를 더 이상 못 움직이게 하는 나쁜 방법 대신에, 디스크를 병들게 한 진짜 원인을 찾아내어 바로잡고 척추 움직임 운동을 열심히 해서 척추를 되살리는 것에 집중해야 한다.

우리는 허리를
너무 모른다

2

"허리 아픈 건 다 디스크 때문이라고요!"

디스크 진단 겁내지 마라

전 국민의 80%가 살면서 한 번 이상 요통을 경험한다. 다행인 건 통증의 60%는 보존 요법(약물, 물리치료, 침, 운동 등)만으로도 1주일 안에 좋아진다. 4주가 지나면 90%가 호전된다. 만약 4주가 지나고 나서도 증상이 호전되지 않거나 더 악화된다면 그때 허리 디스크나 다른 척추 질환을 고려해보면 된다. 특히 다리에 힘이 빠지거나 신경에 이상이 있거나 소변이나 대변을 볼 때 문제가 생기거나 통증이 점점 더 심해진다면 바로 병원에 가서 추가 검사와 치료를 받아봐야 한다.

하지만 많은 분들이 이 시기를 기다리지 못하고 허리가 조금만 아파도 '디스크 아니야?'라고 의심한다. 놔두면 허리나 다리가 마비될까 봐 지레 겁먹으며 병원을 찾는다. 그러다 디스크에 문제가 있다는 의사의 소견이라도 듣게 되면 당장 수술을 해야 하는 것은 아닌지 두려워한다.

그런 분들에게 말씀드린다. "허리 디스크라고 해도 좋아질 수 있습니다. 디스크 때문에 다리가 마비되어 누워 지내는 일은 생각처럼 쉽게 일어나지 않습니다."

또 하나. 제발 병원을 방문하기 전에 인터넷에 떠도는 정보, 다른 사람들의 이야기를 맹신하며 이것저것 자기 몸에 맞지도 않는 치료법을 강행하지 않았으면 한다. 허리가 아프다고 원인마저 똑같은 것은 아니다.

다른 사람들이 겪고 있는 요통의 원인과 통증의 강도가 내 것과 같다고 오인하는 순간 허리 건강을 더 크게 망칠 수 있다. 무엇보다 그 방법이 효과가 없으면 더 크게 낙담하게 된다. 평생 이 통증을 느끼며 살아야 할 것 같은 두려움 때문에 삶을 포기하려는 분들을 실제로 봤다. 그래서 이 점은 특히 더 주의해야 한다.

사람들이 섣불리 의심하며 과잉 치료를 하는 것도 문제지만,

근본적으로는 '디스크'라는 말만 들어도 두려워하는 것이 더 큰 문제다. 물론 병원에서 비정상적으로 튀어나온 디스크 MRI 사진을 보면 그렇게 생각할 수도 있다. 하지만 디스크가 무엇이고 어떻게 움직이는지 알면 이러한 불안감이나 두려움을 덜어낼 수 있다. 따지고 보면 전장에서 병사들이 두려워하는 까닭은 적이 이렇게 공격해올 것인지, 얼마나 강한지, 전술을 제대로 모르기 때문 아닌가.

디스크를 제대로 알려면 먼저 우리 몸을 구성하고 있는 척추의 구조부터 알아야 한다. 우리 몸의 중심인 척추는 26개의 뼈로 이루어져 있다. 7개의 목뼈, 12개의 등뼈, 5개의 허리뼈 그리고 엉치뼈, 꼬리뼈로 구성되어 있다.

척추 뒤쪽에는 위쪽과 아래쪽 척추를 연결하여 몸이 좌우로 틀어지지 않도록 지탱해주는 후관절이 있는데, 이는 척추가 원활하게 움직이도록 돕는다.

디스크는 척추의 뼈와 뼈 사이에 있는 구조물을 말한다. 주요한 역할은 외부에서 충격을 받게 될 때, 척추가 다치지 않도록 완충 작용을 하는 것이다. 일종의 쿠션이라고 보면 된다.

디스크는 혈관이 없기 때문에 직접 영양분을 공급받지 못한다. 척추가 위아래로 움직이면서 발생하는 압력에 의한 확산

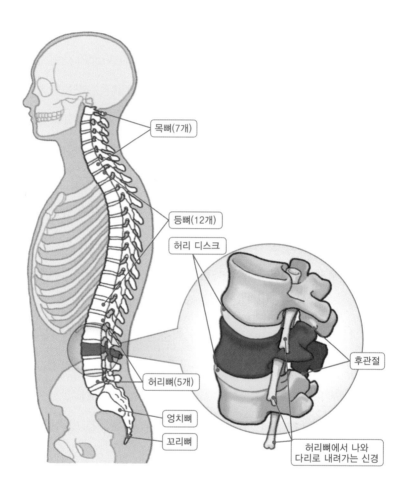

목뼈(7개)

등뼈(12개)

허리 디스크

허리뼈(5개)

엉치뼈

꼬리뼈

후관절

허리뼈에서 나와
다리로 내려가는 신경

척추의 구조

척추는 위에서부터 목뼈(경추), 등뼈(흉추), 허리뼈(요추), 엉치뼈(천골), 꼬리뼈(미골)로 나눠
진 26개의 뼈로 구성되어 있다. 디스크는 뼈와 뼈 사이에 있는 구조물로, 외부 충격으로부터
척추를 보호한다. 척추 뒤쪽에는 위아래 척추를 연결하고 움직임을 돕는 후관절이 있다.

작용으로 척추 끝부분에 있는 연골종판을 통해 디스크 내부로 영양분(물과 산소, 포도당)이 공급된다. 만약 척추가 제대로 움직이지 않으면 영양 결핍으로 디스크가 병들게 된다.

　다음 그림은 척추와 디스크의 단면을 나타낸 것이다. 디스크는 섬유륜과 수핵으로 구성되어 있는데, 섬유성 연골인 섬유륜이 바깥에서 수핵을 여러 겹으로 감싸고 있는 구조다. 척추의 가장 바깥쪽 부근에는 연골종판이 있으며, 디스크 뒤쪽에는 척수신경이 있고 다리로 내려가는 신경근이 양쪽에 있다.

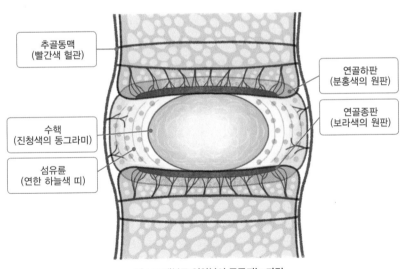

디스크 내부로 영양분이 공급되는 과정

실제로 우리가 두려워하는 것은 이 디스크 '자체'가 아니라 병든 디스크 때문에 발생하는 통증이다. 디스크가 병들면 비정상적으로 튀어나오거나 작은 충격에도 찢어지게 되는데, 우리는 그 결과만 보고 디스크 때문에 허리가 아프다고 생각한다. 하지만 디스크가 아니라 디스크를 병들게 만든 다양한 원인 때문에 아픈 것이라는 걸 알아야 한다.

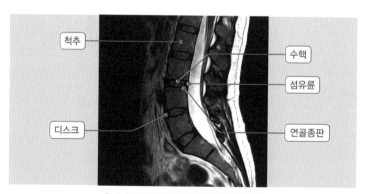

측면에서 바라본 척추와 디스크 MRI 사진

척추의 뼈와 뼈 사이에는 디스크가 있고, 섬유륜은 디스크의 수핵을 여러 겹으로 감싸고 있다. 척추가 움직일 때마다 뼈 끝에 있는 연골종판을 통해 디스크 내부로 영양분이 공급된다.

2장 · 우리는 허리를 너무 모른다

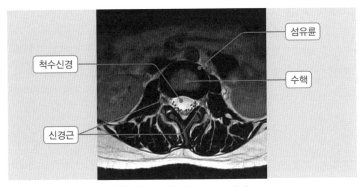

위에서 내려다본 디스크 MRI 사진

수핵과 섬유륜 외에도 디스크 뒤쪽에는 감각과 운동 기능을 담당하는 척수신경이 있고 다리로 이런 기능을 전달하는 신경근이 양쪽에 있다.

디스크가 문제가 아니라 아파서 문제다

한 번이라도 허리가 아파본 분들은 '허리 디스크'에 대한 공포심과 두려움이 크다. 특히 디스크가 튀어나와 있는 모습을 직접 확인하게 되면 그 공포심은 배가 된다. 물론 환자 입장에서는 얼마든지 그럴 수 있다. 하지만 꼭 강조하고 싶은 게 있다.

"디스크가 튀어나와 있고 안 나와 있고는 중요하지 않아요!"

무슨 말이냐 하면, 요통의 진짜 원인은 허리 디스크가 아니라는 것이다. '병든 디스크'라는 결과를 만든 원인은 따로 있고, 통증은 그 여러 가지 원인이 오랫동안 쌓여 만들어진 것이다.

세계 최고 권위의 의학 학술지로도 유명한 〈뉴 잉글랜드 저 널 오브 메디슨(The New England Journal of Medicine)〉에 허리 통증이 없는 사람들의 MRI 사진이 실린 적이 있다.

결과는 놀라웠다. 그들 중 64%가 비정상적인 디스크를 가지고 있었기 때문이다. 이 중 52%는 디스크가 팽윤이 됐으며, 28%는 디스크가 탈출했다. 38%는 1개 이상의 디스크가 비정상적인 모양이었다. 이외에도 여러 가지 비정상적인 허리 구조가 확인됐다.

이뿐만 아니다. 스위스 정형외과협회 척추 외과의사 노버트 부스(Norbert Boos)는 저명한 정형외과 국제 학술지인 〈스파인(Spine)〉에 '디스크 환자와 통증이 없는 일반인의 척추 MRI를 비교'한 연구 논문을 발표했다.

허리 통증으로 디스크 수술을 권유받은 46명의 환자와 통증이 없는 46명이 각각 이 연구에 참여했다. 역시 흥미로운 결과가 나왔다. 통증이 없는 일반인들 중 무려 76%에게서 디스크 돌출이 발견된 것이다. 또 이들 중 13%는 디스크가 터져 있었다. 이 두 연구 결과만 보아도 알 수 있듯이, 디스크 모양이 이상하다고 해서 무조건 요통이 생기는 건 아니다.

따라서 MRI 사진을 봤을 때 디스크가 비정상적인 모습이더라도 너무 걱정하거나 두려워할 필요가 없다. 또 디스크의 형태나 손상이 허리 통증을 일으키는 원인이라고 단정해서도 안 된다. 오히려 디스크의 모양이 변하는 것은 노화에 따른 자연스러운 결과라고 받아들이는 것이 맞다.

한번은 브라질에 거주하는 50대 초반의 여성 환자분이 찾아왔다. 그녀는 다리가 저리고 요통이 심해 13년 동안 1년에 한 번씩 한국에 와서 디스크 치료를 받았지만 증상이 나아지지 않았다고 털어놓았다. 이미 많이 힘들고 지쳐 보였다.

"선생님, 병원에서는 디스크가 정상이라고 했어요. 그런데 왜 전 계속 아플까요?"

그녀와 오랜 시간 상담하면서 그녀가 앓고 있는 요통의 원인이 디스크가 아닌 척추 관절 때문이라는 것을 알게 되었다. 그리고 몇 가지 검사를 통해 그 까닭을 환자에게 설명해주었다. 그러자 그녀는 크게 기뻐하며 말했다. "다리가 저리고 허리가 아픈 이유가 디스크 때문이 아니란 걸 안 것만으로도 기뻐요. 지금 브라질에 돌아가도 여한이 없어요."

많은 환자를 효율적으로 돌봐야 하는 지금의 병원 의료 시스템 상 환자 한 사람 한 사람에게 오랜 시간을 쓸 순 없을 것이다. 또 정확한 진단을 위해 CT나 MRI 촬영이 꼭 필요하다는

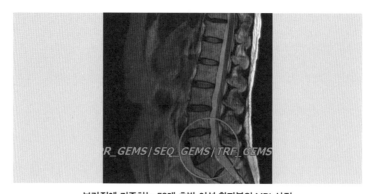

브라질에 거주하는 50대 초반 여성 환자분의 MRI 사진

환자의 MRI 사진을 보면 디스크가 하나도 튀어나와 있지 않고 깨끗하다. 그러나 극심한 허리 통증을 호소했다.

것도 인정한다. 하지만 허리가 아프다고 그 원인을 디스크라고 단정하는 것은 위험하다. 그보다 요통을 일으키는 데 훨씬 더 복잡 미묘하고 다양한 이유가 존재한다는 것을 환자 스스로 믿어야 한다. CT나 MRI 사진 속 튀어나온 디스크를 맹신해서는 안 되는 이유가 바로 여기에 있다.

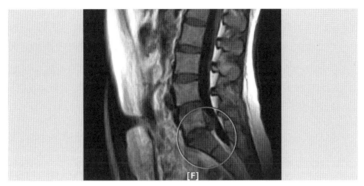

[F]

디스크가 많이 튀어나와 있는 다른 환자의 MRI 사진

다른 환자분의 MRI 사진이다. 요추 5번과 천추 1번 사이에 있는 디스크가 많이 튀어나왔다. 그러나 통증은 없었다.

디스크, 불치병이 아니다

보통 환자들은 디스크가 많이 튀어나올수록 쉽게 터지며 통증도 더 심하고 회복하기도 힘들다고 생각한다. 그러나 디스크가 많이 튀어나와 있어도 통증을 호소하지 않는 경우도 있고 디스크가 튀어나오지 않았지만 통증이 심한 경우도 많다.

환자가 통증을 호소하고 MRI에서도 디스크에 문제가 있다면, 디스크를 병들게 만든 원인이 무엇인지 밝히고 제거하는데 중점을 둬야 한다. 하지만 통증이 심한데 MRI에서 디스크 모양이 정상으로 보인다면 통증의 원인이 근육이나 척추 관절에 있을지도 모른다는 것을 염두에 두어야 한다.

"선생님, 디스크가 많이 튀어나와서 수술을 해야 한다고 하는데 저는 그렇게 많이 아프지 않아요." "디스크가 안 튀어나왔다고 했는데 허리 통증이 너무 심해요."

치료를 받으러 찾아오는 분들 중에 이렇게 상반된 이야기를 하는 분들이 많다. 치료의 목적과 계획을 세울 때는 디스크가 얼마나 튀어나와 있는지가 아니라 자신이 느끼는 통증의 강도가 더 중요하게 고려되어야 한다. 디스크가 튀어나오거나 터졌을 때 통증을 호소하는 것은 병든 정도가 점점 심해지고 염증이 생겨서다.

보통 디스크는 4단계 정도로 나눠서 튀어나오는데, '팽윤'은 디스크 질환의 초기 단계로, 섬유륜이 약해져 수핵이 부푼 상태를 말한다. 이때는 통증이 심하지 않다. 2단계인 '돌출'은 팽창된 수핵이 밀고 나오지만 완전히 밖으로 나오지는 않고 섬유륜 안에 머문 상태이다. 3단계인 '탈출'은 수핵이 섬유륜을 찢고 나온 상태이다. 4단계인 '분리'는 섬유륜을 찢고 나온 수핵이 디스크와 완전히 분리된 상태를 말한다. 단계가 높아질수록 디스크 상태가 악화되고 통증도 심해진다고 보면 된다.

2장 · 우리는 허리를 너무 모른다

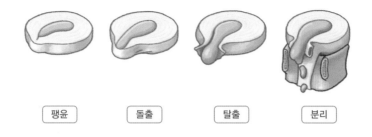

| 팽윤 | 돌출 | 탈출 | 분리 |

디스크가 터지는 4단계

왼쪽부터 1단계는 디스크가 부어 있는 팽윤, 2단계는 디스크 돌출, 3단계는 디스크 탈출, 4단계는 디스크가 분리된 상태를 말한다.

극심한 고통을 호소하는 환자 중에는 이미 터진 디스크에서 수핵이 흘러나와 신경에 묻어 염증이 생긴 경우가 있다. 그러나 이러한 염증 때문에 느끼는 통증은 시간이 지나면 자연적으로 완전히 회복된다. 따라서 디스크가 터졌거나 그 정도가 심하다고 너무 실망하지 말고 디스크를 터지게 만든 원인을 찾아 해결하면 염증은 가라앉고 디스크는 다시 흡수되어 일상생활을 할 수 있게 된다.

다리 저린 게 왜 허리 디스크 탓이야?

허리 디스크 때문에 찾아오는 환자들 중 다리 저림을 호소하는 분이 상당히 많다. 디스크 때문일 수도 있지만 사실 다리가 저리는 이유는 생각보다 정말 다양하다.

첫째, 탈출한 허리 디스크 때문에 엉덩이 옆을 지나서 다리로 내려가는 신경인 '좌골신경'이 눌렸을 때 저릴 수 있다. 둘째, 다리로 내려가는 혈관에 문제가 생겼을 때도 저린다. 가령 '하지정맥류'가 이에 해당한다. 셋째, 골반이 틀어졌을 때도 다리가 저릴 수 있는데, 엉덩이 근육이 긴장하거나 발바닥과 발목이 제대로 균형을 맞추지 못하기 때문이다.

디스크 때문에 다리가 저릴 경우, 크게 2가지 특징이 나타난다. 증상이 나빠지면서 통증이나 저린 증상이 엉덩이에서 허벅지, 종아리로 내려가는 '말초화' 현상이 첫 번째이고, 증상이 좋아지면 역으로 올라오는 '중심화' 현상이 두 번째다.

만약 물리치료나 재활 운동을 해도 다리가 계속 저리고 말초화 현상이 일어난다면 디스크에 문제가 생긴 것이다. 또 스스로 대소변을 가릴 수 없고 회음부 감각을 느끼는 데 변화가 생기거나 다리 근력이 계속 약해지면 시술이나 수술을 고려해야 한다. 단 이외의 이유라면 디스크 탈출 때문에 다리가 저리는 것이 아니니 너무 걱정하지 않아도 된다.

한번은 60대 초반의 여성분이 오른쪽 다리를 약간 절면서 내

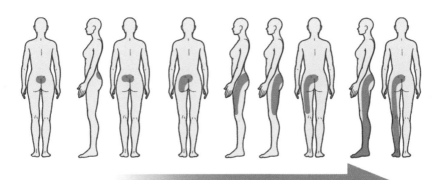

디스크 때문에 다리가 저릴 경우

다리 저림 통증이 허리에서 다리 쪽으로 내려가며 퍼지면 '말초화', 다시 다리에서 허리로 올라오며 통증의 범위가 줄어들면 '중심화'라고 한다.

원했다. 대학 병원에서 만성 디스크와 척추관협착증을 진단받아 약물 치료와 물리치료를 병행하고 있었다. 그러나 계속 오른쪽 다리가 저리고 쥐가 나서 일상생활을 하기 힘들다고 했다. 여러 병원에서 시술과 보존 요법을 권해주었는데 어느 쪽으로 방향을 정해야 할지 고민이 되어 찾아왔다고 말했다.

환자가 원하는 답을 하기 전에 먼저 그녀의 머리부터 발끝까지, 앉아 있는 자세부터 서 있는 자세까지 꼼꼼하게 살폈다.

그러자 골반이 틀어져 있고 다리 길이가 확연히 차이가 나는 것을 발견할 수 있었다. 거기에서 멈추지 않고 나는 그녀에게 예전부터 해오던 생활습관이 무엇이 있는지 자세히 묻고 답을 들었다. 그녀는 커피를 오래 즐겨왔다고 했다.

나는 무릎을 쳤다. 커피를 자주 마시니 내장 기관이 과민하게 반응하여 제 기능대로 운동을 못하고, 장내 음식물이 부패하여 복부에 계속 가스가 차니 복부 내장의 압력이 증가되어 다리로 내려가는 혈관이 제 기능을 하지 못했던 것이다. 나는 그녀가 원하는 대답 대신 이렇게 말했다.

"시술하기 전에 당장 커피부터 끊으세요."

"네? 갑자기 그게 무슨….."

"커피 때문에 복부에 가스가 차고 내장의 압력이 증가해서 다리에 피가 통하지 않은 거예요. 이 습관부터 고칩시다."

"한 잔도 안 되나요?"

"네, 안 됩니다."

이 식습관뿐만이 아니었다. 그녀는 공직 생활을 오래 하다가 퇴임을 한 분이었는데, 성격이 상당히 꼼꼼하고 예민했다. 그 탓에 긴장을 자주 하니 호흡이 일정하지 않고, 척추도 굳어 있었던 것이다. 나는 커피를 끊어야 한다는 미션과 함께 굳어 있

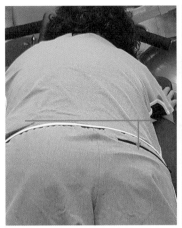

60대 초반 여성의 틀어진 골반

평소에 오른쪽 다리를 꼬고 앉아 골반이 오른쪽으로 틀어져 있다. 허리의 왼쪽 부분이 올라와 있고 오른쪽은 내려가 있는 불균형 상태다. 이렇게 골반이 틀어져도 다리가 저린다.

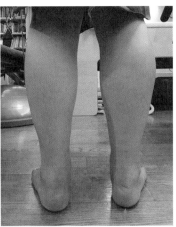

서 있을 때의 다리 길이 차이

오른쪽 발뒤꿈치가 바닥에서 약간 떠 있다. 다리 길이가 다르면 한쪽에 힘이 많이 들어가 장딴지 근육이 잘 뭉치고 굳어서 당기며 쥐가 난다.

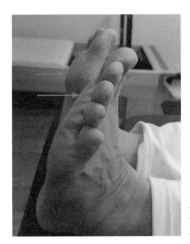

양쪽 발목을 당겼을 때 차이

오른쪽 장딴지 근육이 굳어 있어 오른쪽 발목이 왼쪽보다 당겨지는 범위가 작다. 이때도 오른쪽 다리가 저릴 수 있다.

는 척추를 깨울 수 있는 운동 동작 몇 가지를 알려드렸다.

결과는 어떻게 되었을까? 그녀는 시술을 받지 않았다. 시간이 좀 지나자 더 이상 오른쪽 다리가 저리거나 쥐가 나지 않는 등 증상이 호전되었기 때문이다. 이처럼 다리가 저릴 때 무조건 디스크 때문이라고 단정하지 않고 평소 자세나 생활 습관을 점검해야 한다. 그래야 수술 없이 건강하게 치료할 수 있다.

'사무직'에서 허리 디스크가 많은 이유

통증은 누적된 것이다

허리 통증을 호소하는 분들이 찾아와서 자주 말씀하시는 게 있다. "선생님, 저 허리 쓰지도 않았어요. 손바닥만 한 물건을 들다가 갑자기 이렇게 못 움직이게 됐다니까요!" "기침하다가 허리를 삐끗한다는 게 말이 되나요?" "앉았다 일어나는데 허리가 아파서 그대로 주저앉았어요." "세수하려고 허리를 구부렸는데 일어나지를 못하겠더라고요."

과거에 어떤 큰 사고를 당했던 분들보다 대체로 이렇게 사소한 행동 때문에 허리가 망가졌다고 하는 분들이 훨씬 많다. 그리고 이분들이 꼭 한마디씩 덧붙이는 말이 있다. "최근에 디스크가 생겼다."라는 것이다.

30대 중반의 공무원 시험을 준비하는 분이 허리 통증으로 내원한 적이 있다. 시술과 주사 요법을 자주 반복했고 운동과 여러 가지 치료도 받았다고 했다. 그러면서 "선생님, 왜 허리를 '조금만' 움직여도 삐끗하는 걸까요?" "같이 공부하는 친구들은 아프지 않던데…. 시험도 얼마 안 남았는데 '갑자기' 이렇게 아프니까 집중도 안 되고 죽겠어요."라고 한숨을 쉬었다.

나는 그분에게 말했다. "작은 움직임 때문에 디스크가 잘못된 게 아니라, 어떤 요인들 때문에 디스크가 이미 병들어 있어서 작은 움직임에도 찢어지고 염증이 생겨서 아픈 거예요."

이 환자뿐만 아니라 많은 분이 갑자기 허리 디스크를 앓게 되었다고 생각한다. 통증을 느끼게 된 날이 질환이 발병한 시점이라고 착각한다. 하지만 디스크는 절대 한순간에, 갑자기 생기는 질환이 아니다. 외상으로 인해 디스크가 망가진 게 아니라면 디스크를 병들게 한 원인들이 오랜 시간 차곡차곡 쌓이면서 디스크가 튀어나오거나 극심한 통증을 느끼게 되는 것이다. 따라서 평소 자신의 어떤 습관들이 디스크를 병들게 만들었는지 알아채는 것이 중요하다.

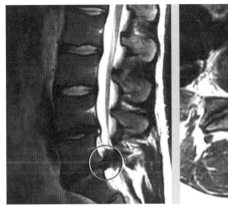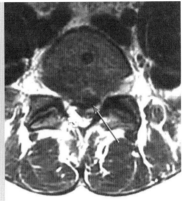

30대 중반 공시생의 MRI 사진

왼쪽 척추 측면 사진을 보면 요추 4, 5번에 디스크가 약간 튀어나와 있고 요추 5번, 천추 1번 사이의 디스크는 간격이 좁고 많이 튀어나왔다.
오른쪽 단면 사진을 보면 디스크가 병들어 왼쪽으로 많이 튀어나와 있다. 튀어나온 디스크는 병들어 염증이 생기게 되는데 이때 디스크 색깔이 검게 보인다.

이분 같은 경우, 평소 오래 앉아서 공부하는 생활 습관을 가지고 있었다. 또 식습관도 규칙적이지 않고, 늘 긴장하고 걱정을 해서 몸이나 척추가 많이 굳은 상태였다. 그렇다 보니 척추가 움직이지를 못해 디스크로 영양분이 공급되지 않았고, 이때문에 디스크가 딱딱해지고 크기도 작아져 있었다. 디스크는 점점 병들게 되었고 작은 동작에도 쉽게 망가지고 튀어나오게 된 것이다.

나는 이분에게 1시간마다 한 번씩 울리게끔 휴대폰 알람을 설정하라고 말했다. 그리고 알람이 울릴 때마다 규칙적으로 척추의 긴장을 풀어주거나 조금씩 움직여주라고 조언했다.

이렇게 3개월 정도 생활 습관을 교정하고 재활 운동을 한 결과, 허리 통증을 잡는 것은 물론 체중 조절도 되어 환자가 자신감이 생겼다. 꾸준히 관리해서 공무원 시험도 합격하겠다고 웃으며 약속했던 그분은 실제 수개월 뒤 합격 소식을 전해왔다.

나는 디스크나 허리 통증으로 고통받는 사람들에게 오랜 시간 공을 들여서 이 부분을 설명한다. "디스크는 갑자기 병들거나 작은 움직임 때문에 걸리는 병이 아닙니다. 디스크를 병들게 만든 잘못된 습관이 오래 지속되었기 때문에 그런 겁니다."

습관을 교정한다는 것은 하루아침에 되는 것이 아니기 때문에 환자를 납득시키기 어려울 때도 있고, 환자가 힘들어할 때도 많다. 하지만 오래 걸리더라도 반드시 효과를 보아 환자가 웃는 모습을 보면 결코 포기하거나 타협할 수 없다.

환자가 먼저 자신의 몸을 이해하고, 디스크가 무엇인지, 디스크를 병들게 만드는 원인이 얼마나 다양한지 알 수 있게 옆에서 끊임없이 설명하고 나을 수 있다고 격려하는 것, 그 치료 과정에서 가장 든든한 조력자이자 동반자가 되어주는 것이 나의 역할이기 때문이다.

무거운 걸 들면 허리가 상한다고?

'갑자기', '한순간에', '살짝 움직였을 뿐인데'라는 말 만큼 자주 듣는 질문이 있다. "선생님, 저는 무거운 걸 들거나 밖에서 허리를 많이 쓰며 일하는 사람도 아니에요. 사무실에 가만히 앉아 있거나, 집에서도 쇼파에 앉아만 있는데 왜 허리가 아플까요?" "저희 집 애는 앉아서 공부만 해요. 별로 무리하지도 않는데 자꾸 허리가 아프다고 해요. 도통 이유를 모르겠어요."

2010년 상반기 산업재해 발생 보고에 따르면 질병이 있는 근로자 4,097명 중 30%가 넘는 1,285명이 요통을 호소했다. 의외인 건 사무직, 운수업에 종사하는 등 오랜 시간 앉아서 일하는 직군의 사람들에게서 발생 빈도가 높았다.

사람들은 대개 무거운 물건을 많이 들거나 옮기는, 가령 택배 기사 분들이 요통을 더 많이 앓을 것이라고 생각한다. 허리를 뒤로 젖히거나 앞으로 기울여야 하는 등 허리를 많이 쓰고 허리에 압력을 자주 받는 사람이 더 쉽게 디스크 질환에 걸린다고 믿어서다. 반대로 앉아서 일하면 허리에 무리가 가지 않는다고 믿는다. 대단한 착각이다.

허리는 서 있을 때보다 앉아 있을 때 2~3배가량 더 많은 부하를 받는다. 특히 오랫동안 한 자세로 앉아 있으면 척추의 특정 부위(주로 요추 4번과 5번, 요추 5번과 천추 1번)에 더 많은 체중이 실리게 된다. 이렇게 압력을 많이 받으면 디스크는 더 약해질 수밖에 없다.

알프 나챔슨(Alf Nachemson) 의학 박사는 디스크 내부의 압력을 측정하는 특수 장치를 통해 자세마다 척추에 가해지는 압력이 다르다는 것을 증명했다. 다음 그림을 보면, 똑바로 서 있을 때 척추가 받는 압력이 100이라면, 의자에 똑바로 앉아 있을 때 받는 압력은 140이다. 무려 1.4배 더 많은 압력을 받는 것이다. 만약 구부정하게 앉는다면 어떨까. 똑바로 서 있을 때보다 2.75배 더 많이 받는다.

그렇다면 앉아 있을 때 디스크에 압력을 많이 받는 것과 통증이 심해지는 것 사이에는 어떤 상관관계가 있을까? 이는 앞서 설명한 디스크의 구조를 떠올리면 이해하기 쉽다.

디스크는 혈관이 없기 때문에 영양분을 공급받으려면 그만큼 척추가 잘 움직여야 한다. 그런데 압력을 많이 받으면 척추가 긴장하여 움직임이 줄어들고, 디스크 안으로 영양분이 전달되지 못한다. 자연스럽게 디스크는 딱딱해지거나 약해져 작은 자극에도 쉽게 찢어지고 마는 병든 상태가 된다.

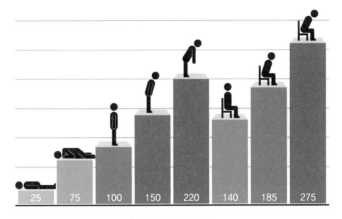

자세에 따른 압력의 정도

자세에 따라 디스크에 가해지는 압력의 변화를 설명한 그림이다. 숫자가 클수록 가해지는 압력
이 크다. 서 있을 때보다 앉아 있을 때, 특히 구부정하게 앉아 있을 때 압력이 가장 높다.

허리를 자주 구부리거나 무거운 물건을 많이 든다고 해서 무
조건 디스크가 뒤로 튀어나오거나 요통이 심해지는 것이 아니
다. 오히려 바른 자세로 자주 움직여주면, 더 건강한 디스크를
유지할 수 있다. 디스크가 병드는 까닭은 고정된 자세, 잘못된
자세로 오랫동안 있어서다. 따라서 많이 앉아 있을수록 더 규
칙적으로 골반과 허리, 척추를 움직여주는 운동을 해야 한다.

아이에게도 허리 디스크는 온다

"강원도 속초인데요, 우리 애가 중학생인데 자꾸 허리가 아프다고 해서요. 서울에 가서 선생님께 치료받고 싶어요." "저희 애가 허리가 너무 아프다고 해서 이것저것 치료를 해봤는데 계속 아프다네요. 어떻게 해야 할까요?" "아직 어린아이인데, 왜 허리 디스크에 걸린 걸까요?"

요즘 들어 자녀들이 요통으로 고생한다며, 너무 속상하다면서 전화하는 어머니들이 많아졌다.

20년 전 병원에서 근무할 때만 해도 아이들이 허리가 아파 병원을 찾아오는 경우는 거의 없었다. 넘어지거나 사고로 다쳐서 오는 경우는 있어도 말이다. 그런데 요즘에는 청소년들 중에서도 디스크 진단을 받거나 요통을 호소하는 사람이 많다.

아이들의 디스크는 일반 성인보다 더 두껍다. 그래서 디스크 질환을 앓게 될 확률도 더 적다. 그럼에도 청소년들에게 이런 질환이 부쩍 늘어난 까닭이 무엇일까.

찾아오는 학생들의 생활 습관을 자세히 살펴보면 답이 나온다. 주로 앉아서 생활하며 운동량이 별로 없다. 고개나 허리를 구부정하게 숙이고 휴대폰을 들여다보며 늦게 잠들고 식습관도 불규칙하다. 학업에 대한 스트레스도 많다. 이 중에서 특히 문제가 되는 부분은 가만히 앉아만 있는 것이다.

앞에서도 강조했지만, 가만히 앉아만 있고 허리를 움직이지 않으면 디스크에 영양분이 공급되지 못해 약해지고 디스크 간격 또한 좁아진다. 금방 병들어버리고 만다. 그러니 나이가 어려도 디스크가 쉽게 튀어나오고 요통도 심한 것이다.

어릴 때는 통증을 느끼는 감각 기능이 발달하지 않아서 아이들이 어른들보다 통증을 덜 느끼는데, 아이가 허리 통증을 호소했다면 벌써 질환이 꽤 진행된 상태로 봐야 한다.

이럴 경우 빠른 시일 안에 전문가를 찾아 원인을 해결해야 한다. 아이들 같은 경우 척추가 완전히 성장한 것이 아니기 때문에 빨리 치료하거나 꾸준히 관리를 해주면 좋아진다. 만약 그렇게 하지 않으면 평생 허리 통증으로 고통받을 수 있다.

다음은 내가 돌봤던 중학교 1학년 여자아이의 MRI 사진이다. 이 학생 같은 경우 요추 5번과 천추 1번 사이에 있는 디스크가 찢어져 수핵이 뒤로 튀어나와 있었다. 그래서 오른쪽 다리가 많이 당기고 허리가 아프다고 통증을 호소했다. 이 학생 역시 오랫동안 앉아 있는 것이 버릇이었는데, 앉은 자세마저도 좋지 않아서 디스크 질환을 앓게 되었다.

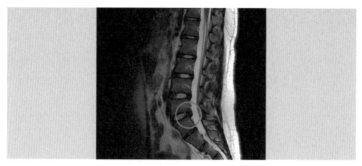

중학교 1학년 여자아이의 척추 측면 MRI 사진
요추 5번과 천추 1번 사이의 디스크가 찢어져 수핵이 튀어나왔다.

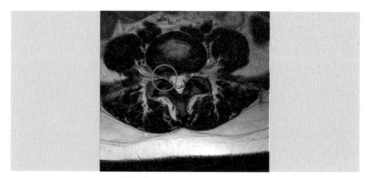

같은 아이의 디스크 단면 MRI 사진
요추 5번과 천추 1번 사이의 디스크가 오른쪽으로 튀어나와 있다.

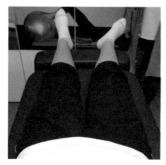

같은 아이의 실제 체형
천장을 바라보고 똑바로 누웠을 때 골반이 오른쪽
으로 틀어져 오른쪽 다리가 왼쪽에 비해 바깥쪽으
로 기울어져 있다.

건강한 디스크를 갖고 싶다면 올바른 자세를 취한 다음 규칙적으로 척추를 움직여주는 것이 중요하다. 허리 올챙이 운동법을 추천하고 싶은데(296쪽 참고), 폼롤러 위에 무릎을 고정하고 골반이 안정되면 골반과 척추를 좌우로 움직여주는 것이다. 좌우 왔다 갔다 10회 반복하며 자주 해줄수록 좋다.

'근력 운동'을
버려라

디스크 환자에게 근력 운동은 쥐약이다

"선생님, 저 3가지 소원이 있어요! 1가지는 지하철을 타고 1시간 거리에 떨어져 있는 부모님을 뵈러 가는 거고요. 두 번째 소원은 큰애와 영화관 의자에 앉아서 영화 한 편 보고 싶어요. 그리고 마지막은… 별건 아닌데… 아이들한테 맛있는 밥 한 끼 해주게 1시간만 제대로 서 있는 거예요."

허리 디스크 때문에 시술을 2번이나 한 50대 초반의 여성 환자분이 치료실에 와서 한 이야기다.

나는 이런 이야기를 들을 때마다 마음이 아프다. 잠깐 앉아 있거나 1시간만 서 있는 게 소원이라니 참 소박하지 않은가? 건강한 사람들에게는 특별할 것 없는 평범한 일상이 허리가 아픈 분들에게는 이처럼 소중한 바람이 된다. 요통으로 찾아오는 분들마다 이런 이야기를 많이 하시는데, 누구보다 그 간절한 소원을 꼭 이뤄드리고 싶다.

수줍게 3가지 소원을 말씀하시던 이분 같은 경우, 디스크는 많이 튀어나오지 않았지만, MRI 소견상 디스크 단면 부분이 검은색으로 변질된 상태였다. 디스크에 염증이 생기면 디스크 내부 조직에 섬유화가 일어나 색은 검게 변하고 딱딱해진다. 그러니 통증이 심할 수밖에.

또 오래 앉아 있고 싶은 바람 때문에 운동도 이미 여러 가지 해본 상황이었다. 전신 근력 운동이나 수영, 뉴질랜드 물리치료사 로빈 맥켄지(Robin McKenzie)가 튀어나온 디스크를 안으로 집어넣어주는 원리를 이용해 만든 맥켄지 신전 운동 등 몸에 무리가 가지 않으면서 허리에 좋다고 알려진 운동들 말이다. 그런데 아이러니한 것은 오히려 통증이 더 심해졌다는 것이다.

이분만 아니라 많은 분들이 허리 통증이나 디스크를 예방하고자 근력 강화 운동을 한다. 특히 허리 근육을 키워야 한다고 굳게 믿고 있다. 왜 그럴까?

근력이 강해야 허리가 바로 서고 통증도 줄일 수 있다고 생각해서다. 근력이 강하면 허리를 지탱하는 근육에도 힘이 생기니 어떤 의미에서는 맞는 말이다. 하지만 사람들이 잘못 생각하는 게 2가지 있다. 하나는 근력을 키우려면 근육 운동을 해야 한다는 것이고, 또 다른 하나는 근육량을 늘려야 한다고 믿는 것이다. 이 역시 크나큰 오해다.

자, 이쯤에서 묻겠다. 통증이 있는 환자들이 오래 앉아 있지 못하는 게 근육이 없어서, 근력이 약해서일까? 아니다. 통증 때문이다. 또한 통증이 생기는 까닭은 디스크가 병들어서 척추 주변의 근육들이 제 기능을 못하고, 계속 과도한 긴장이 유발되기 때문이다.

이런 경우 근력 운동을 하려고 근육들을 무리하게 쓰면 어떻게 될까? 근육이 긴장해 근력을 기르기는커녕 더 약해지고 통증은 심해진다. 따라서 허리 통증이 있다면 근력 강화 운동을 할 게 아니라 근육의 긴장을 풀어주는 것이 먼저다.

코어 근육 운동, 하지 마라

요즘 유행하는 건강 프로그램을 보면 허리 디스크 환자는 허리 근육과 다리 근육을 강화해야 한다고 이야기한다. 정말 답답하다. 근육량이 많으면 디스크가 오지 않는다는 말이 얼마나 잘못된 것인지 알고나 하는 말일까? 엄밀히 따지면 요통이 있는 사람들은 근육량보다 척추 관절을 잘 움직여줘야 한다.

척추를 잘 잡아주려면 허리 주변부 근육들을 튼튼하게 단련시켜야 한다는 말이 틀렸다는 게 아니다. 다만 전제 조건이 다르다는 것이다. 허리 통증이 없는 일반인의 경우 얼마든지 근육의 양을 늘리고 강화하는 운동을 해도 좋다. 하지만 통증이 있다면 운동을 그만두고 과하게 긴장된 근육을 퇴화시켜야 한다. 운동으로 근육을 더 긴장시키는 것은 디스크에 쥐약이기 때문이다.

한번은 허리 디스크 때문에 요통을 심하게 느끼는 20대 젊은 남성이 허리를 한쪽으로 기울인 채 치료실을 찾아왔다. 겉으로 드러난 그의 몸은 아주 다부졌다. 커다란 대근육들이 잘 잡힌 것이 튼튼해보였다. 그런데 정작 허리는 제대로 펴지도, 구부리지도 못했다. 5분도 채 앉아 있질 못했다.

"선생님, 허리가 아파서 운동을 더 열심히 하거든요? 근육 운동은 하루도 빼놓지 않고 해요. 그런데 통증은 점점 더 심해지고 허리는 나무토막 같이 굳어 있어요. 허리 관절 하나하나가 부드럽게 움직이는 게 아니라 허리뼈를 통째로 접착제로 붙여놓은 것처럼 구부릴 수가 없어요."

그의 말을 듣고 허리 근육을 만져보니 근육이 부은 것처럼 매우 컸다. 그런데 얼마나 굳었는지 손으로 누르면 근육이 아니라 마치 돌을 만지는 것처럼 딱딱했다.

"천장을 보고 똑바로 누운 다음 무릎 밑에 쿠션을 받쳐서 자요. 허리에 무리 가지 말라고요. 제 나름대로는 좋은 자세로 잔다고 생각했는데, 아침에 일어날 때마다 바로 일어나지 못하고 10분은 뒤척여요. 일어나기가 정말 힘들더라고요."

운동을 무리하게 하니까 안 그래도 긴장해 있던 허리 근육이 더 많이 긴장하게 되어 똑바로 누워도 허리가 계속 바닥에서 떠서 일어날 때 불편한 것이다.

많은 분들이 허리 통증을 잡기 위해 골반과 척추를 지지하는 근육인 코어 근육 운동을 한다. 특히 대근육 강화 운동을 하는 경우가 많다. 그런 분들에게 단호하게 말씀드린다. 통증에서 벗어나기 위해 운동하는 거라면 당장 대근육 운동부터 그만두시라. 엉덩이와 다리를 강화하는 스쿼트 같은 운동은 절대 하지 마시라. 그리고 두꺼운 근육 이불을 벗어버리고 척추를 깨우시라.

대근육은 가슴, 등, 팔, 어깨, 복부, 허리, 하체(엉덩이와 종아리를 포함한 다리) 등에 위치하는 근육을 말한다. 이 중 엉덩이와 다리 근육은 허리와 골반과 직접적으로 연결되어 있기 때문에 건강해야 하는 것은 맞다. 그래야 허리가 제대로 서 있을 수 있기 때문이다. 하지만 반은 맞고 반은 틀린 말이다.

대부분의 허리 디스크 환자나 요통을 호소하는 분들은 허리 뒤쪽 근육이 긴장해 있다. 따라서 운동을 하게 되면 허리와 다리 부위의 근육들이 다른 부위의 근육에 비해 더 많이 긴장한다. 실제로 엉덩이와 다리 근육을 키우려고 이 부위의 운동을 집중적으로 하다가 허리 통증이 심해진 경우를 많이 봤다.

어느 날 한 여성 환자분이 요통으로 치료실을 찾아왔다. 열심히 운동해서 애플 힙과 건강한 허벅지를 만든 분이었다. 그녀는 나를 보자마자 이렇게 질문했다.

"선생님, 허리가 아파서 엉덩이와 다리 근육을 강화시키는 운동을 했어요. 그러다가 애플 힙이나 탄력 있는 허벅지를 갖고 싶어서 더 열심히 했죠. 근육이 많아지고 모양도 생각한 것처럼 커지고 예뻐졌는데 왜 허리는 더 아픈가요? 열심히 운동해서 근육이 붙으면 허리도 튼튼해져야 하는 것 아닌가요?"

여기에서 짚고 넘어가야 하는 부분이 있다. 근육을 강화시킨다는 것이 무슨 말일까. 통증이 있는 부분을 정상 수준으로 끌어올리는 것인가? 아니면 근육의 외형을 크고 예쁘게 만든다는 것인가? 통증이 있다면 2가지를 욕심내서는 안 된다. 당연히 통증을 줄이고 정상 범위에서 쓸 수 있게 회복하는 것이 중요하다. 근육을 크고 단단하게 만드는 운동은 그다음에 해도 늦지 않다.

통증이 있어 허리가 불안정한 상태(척추가 굳고 척추 주변 근육이 긴장한 상태)라면 특정 근육 운동을 할 때 근육이 긴장해 잘못된 방식으로 근육을 쓰게 된다. 그러면 허리 통증은 더 심해진다.

허리 통증이 있다면 그렇지 않은 사람과 다른 방법으로 운동을 해야 한다. 보디빌더처럼 특정 근육을 훈련하는 방식은 잘못되었다. 척추 움직임이 잘 일어나서 허리 운동 조절 능력이 생기면 안정적이고 효율적으로 근육을 쓰게 되어 허리 통증 없이 운동할 수 있다. 단, 운동을 하면 할수록 허리가 아프다면 당장 멈추어야 한다.

워털루 대학교의 신체 운동학부 스튜어트 맥길(Stuart McGill) 교수는 "허리 통증이 있는 사람들을 운동시킬 때에는 먼저 허리가 안정된 자세로 유지되어야 한다. 이 자세가 틀어지지 않는 범위 내에서 다른 부위의 움직임이 일어나고 근육이 수축되어야 한다."라고 했다.

맥길의 '빅3 운동법'이 많은 운동 지도자에게 소개되고 있다. 맥길의 운동법은 사실 재활 운동 분야에서 '요부 안정화'라고 하는 운동법으로 이전부터 사용되고 있었다. 요부 안정화 운동은 맥길의 운동법보다 한 단계 앞서 있다.

맥길의 운동법은 허리를 안정시키려면 속근육을 강화해야 한다는 데에 초점이 맞춰져 있다. 하지만 속근육이 강화되고 활성화되려면 척추가 중립 위치에 있어야 한다. 이 척추의 중립 위치가 유지될 수 있게 하는 것이 바로 요부 안정화 운동이다.

척추가 최적의 중립 위치를 찾으려면 일단 움직여야 한다. 따라서 척추 움직임이 선행되어야 한다는 것을 강조한 척추 움직임 운동이 척추 운동에서 제일 중요하게 다루어져야 한다. 이 모든 과정이 운동 조절 개념이다. 엉덩이와 다리 근육을 다루기 이전에 이 개념을 먼저 알아야 한다. 근육의 힘을 기르는 것도 중요하지만 근육이 어떻게 사용되는지 그 방법을 익히는 것이 더 중요하다.

재활의 핵심은
근육을 조절할 수 있느냐다

요통을 호소하는 사람들이 착각하는 것이 있다. 근육량을 늘려야 근력이 좋아진다고 믿는 것이다. 하지만 근육량이 많다고 반드시 근력이 좋은 것은 아니다. 근력은 근육량만으로 결정되는 게 아니다.

근력이 좋으려면 근육량뿐만 아니라 근육을 조절하는 능력도 좋아야 한다. 늘어났다가 줄어드는 근육의 길이, 근육을 쓰는 순서를 잘 조절해야 근력의 질도 좋아진다.

이를 전문용어로 신경근육 조절 시스템(Neuromuscular Control system)이라고 한다. 감각운동계 시스템(Sensorymotor System), 운동 조절 시스템(Motor Control system)이라고도 하는데, 신경이 먼저 근육을 조절한다는 의미이다.

허리 통증이 있는 사람일수록 근력을 기르고자 할 때, 근육량을 늘리기보다는 이 능력을 발달시키는 데 초점을 둬야 한다. 허리 근육을 조절하는 능력이 통증을 줄이는 데 중요하기 때문이다. 허리 통증이 있는 사람일수록 허리 근육 조절 능력이 떨어져서 허리 근력이 평균치보다 낮게 나온다. 그러나 운

2장 · 우리는 허리를 너무 모른다

동 조절 능력이 좋아지면 근력은 자연스럽게 높아질 것이다. 이 능력을 기르려면 일단 척추의 움직임이 잘 일어나야 한다. 따라서 허리의 근육량을 늘리는 운동보다 척추 움직임 운동을 통해 근육을 조절하는 운동을 해야 한다.

수영, 걷기 잘못하면 허리 더 망가진다

허리 통증이 있는 사람들이 웨이트 트레이닝만큼 많이 하는 운동이 수영이나 걷기다. 병원이나 인터넷, 건강 프로그램 등에서 이 2가지를 최고의 운동이라고 강조하기 때문이다. 특히 수영은 부력을 이용하기 때문에 척추나 관절에 부담을 주지 않는다고 하여 필수로 한다.

그러나 간과하는 것이 하나 있다. 부력을 이용하기 때문에 맨바닥에서 하는 운동보다 척추에 무리가 덜 갈 것 같지만, 물에 뜨기 위해 다리나 팔을 움직이면서 척추를 잘못 쓰기 때문에 요통이 있는 사람들은 더 크게 다치거나 아플 수 있다.

통증이 있는 사람이 수영이나 걷기 운동을 하면 척추를 따라 길게 뻗은 근육인 척추기립근이 과도하게 긴장하면서 골반의 움직임을 조절하는 천장관절도 제 기능을 못하게 된다.

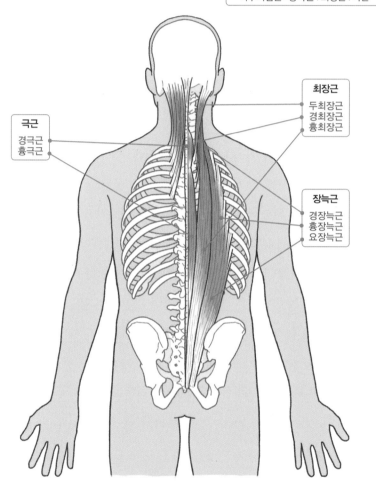

척추기립근=장늑근+최장근+극근

최장근
두최장근
경최장근
흉최장근

극근
경극근
흉극근

장늑근
경장늑근
흉장늑근
요장늑근

척추를 지탱하는 척추기립근

허리 통증이 있는 사람이 수영이나 걷기 운동을 하게 되면 척추기립근이 긴장하여 척추의
움직임이 더 감소하고 디스크가 병들게 된다.

천장관절은 골반과 척추의 제일 아랫부분인 천골과 연결되어 척추를 잘 움직이게끔 해주는 관절인데, 만약 이것이 제 기능을 못한다면 허리 아랫부분의 디스크에 영양분이 공급되지 않아 염증이 발생하고 디스크가 뒤로 튀어나오게 된다.

"선생님, 허리가 아프고 다리가 당겨서 수영을 하고 있는데 더 아파요!" "병원에서 시술을 받고 걸으라고 해서 걷고 있는데, 잘못한 건가요? 더 아프네요." "지금은 걷는 것도 못 하겠

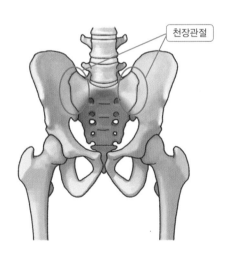

천장관절

골반의 움직임을 조절하는 천장관절

천장관절은 척추의 움직임에 영향을 주는 관절이다. 허리 통증이 있는 사람들은 천장관절이 잘 움직이지 않기 때문에 수영이나 걷기 운동을 하면 허리 디스크가 악화될 수 있다.

어요." "물에서 하는 운동이 좋다고 해서 수영을 매일 하는데 하고 나면 허리가 더 쑤시고 아파요."

실제로도 수영이나 걷기 운동을 해서 통증이 심해진 분들이 많다. 이럴 땐 운동의 목적이 무엇인지 다시 한 번 상기해야 한다. 통증을 감소시키기 위해 하는 운동이라면 아무리 부력을 이용한 운동이더라도 수영은 적합하지 않다.

걷기도 마찬가지이다. 허리 통증 때문에 운동 조절 능력이 상실된 경우에는 오히려 서 있거나 걷는 것이 골반과 척추를 잘못 움직이게 만들어 허리와 다리 근육을 더 긴장시킬 수 있다. 서 있는 동작은 재활 운동 분야에서도 가장 마지막 단계에 진행하는 운동이다.

허리 시술을 6번이나 받은 40대 여성 환자분이 다리를 절면서 찾아온 적이 있었다. 그녀 역시 같은 이유로 고통을 호소했다.

"선생님, 허리 시술을 받은 병원에서 걷기를 권하길래 하루에 2시간씩 걸었어요. 그런데 지금은 다리를 절면서 걸어요. 그리고 걸으면 걸을수록 더 아파요."

다리 근육을 짚어보니 과도하게 긴장되어 있었고 허리를 지지해주는 척추기립근도 상당히 딱딱하게 굳어 있었다.

나는 그 환자분에게 딱 한마디만 했다.

"당장 걷기를 그만두세요!"

디스크를 앓고 있거나 요통을 호소하는 환자들은 병명이 같아도 느끼는 통증의 정도와 증상이 다 다르다. 따라서 아무리 좋은 운동이라도 자신에게 맞지 않으면 단호하게 그만둬야 한다. 수영이나 걷기뿐만 아니라 헬스, 요가, 필라테스 등 아무리 허리에 좋은 운동이라고 해도 함부로 해서는 안 된다. 또한 하게 되더라도 운동 시간, 강도, 횟수를 자신에게 맞게 조정해야 한다. 이때는 전문의나 재활 운동 전문가와 반드시 상의할 것을 권한다.

여러 번 강조했지만, 이러한 분들에게는 척추를 규칙적으로 조금씩 움직여주는 운동이면 충분하다. 척추 사이에 있는 디스크에 영양분을 공급해 건강한 디스크를 만드는 것이 운동의 목적이기 때문이다.

일자 허리가 모두 허리 디스크는 아니다

아이가 엎드려 고개를 들게 되면 목이 뒤로 젖혀지는 'C자 목'이 되는데, 조금 더 성장해서 두 발로 서게 되면 허리도 뒤로 젖혀지는 'C자' 모양이 된다. 이는 몸이 중력에 반응해서 정상적으로 생기는 것이다.

이 모양일 때 디스크 뒤쪽에 있는 척추 후방 관절도 위아래가 잘 맞물리게 되어 디스크뿐만 아니라 허리 주변 근육이나 척추 관절도 손상될 확률이 적다. 'C자 모양'을 기준으로 휘어진 모양이 덜하고 꼿꼿하게 펴져 있으면 '일자 허리'라고 하고, 과하게 휘어져 있으면 '과전만 허리'라고 한다.

디스크나 요통 때문에 찾아오는 환자분들이 이 척추 모양에 대한 질문도 많이 하신다. "선생님, 제가 일자 허리라고 진단을 받았는데 그럼 디스크에 걸릴 확률이 더 높다는 건가요?" "제가 지금 이렇게 허리가 아픈 게 일자 허리 때문인가요?" "일자 허리를 C자 커브 모양으로 만들 수는 없나요?"

이렇게 묻는 분들에게 드리고 싶은 말은 허리 통증과 허리 디스크는 "허리의 커브 모양과 상관없다."는 것이다. 일자 허리나 과전만 허리라고 해서 허리가 더 아프거나 C자 커브 모양이라고 해서 디스크에 안 걸린다는 게 아니란 말이다. 환자가 처한 환경이나 환자의 생활 습관에 따라서 C자 커브 모양의 척추를 가지고 있어도 요통을 더 많이 느낄 수 있다. 디스크도 더 손상될 수 있다. 따라서 통증의 강도나 원인을 파악할 때 허리의 모양이 판단 기준이 되어서는 안 된다.

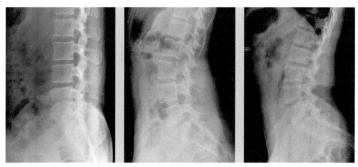

| 일자 허리 | 정상적인 C자 커브 | 과전만 허리 |

커브의 정도에 따른 척추 모양이다. 왼쪽이 제일 적게 휜 '일자 허리'다. 가운데는 커브의 정도가 정상적인 'C자 커브의 허리'다. 오른쪽은 허리의 커브가 과하게 생긴 '과전만 허리'다.

허리 모양과 관계없이 척추의 움직임이 감소하면 허리 통증과 디스크는 발생할 수 있다. 척추 움직임에 관여를 많이 하는 부분이 허리 아래와 골반이 만나는 곳이기 때문에 여기가 좋지 않으면 디스크가 손상될 확률이 가장 높다.

디스크를 치료할 때 환자들에게 많이 권하는 2가지 운동법이 있다. '윌리엄스 굴곡 운동'과 '맥켄지 신전 운동'이다. 이 2가지 운동법은 '디스크'가 요통의 원인이라고 보는데, 허리의 잘못된 모양을 바로잡아 디스크만 치료하면 된다고 주장하는 점에서 의미가 같지만, 해석에는 약간 차이가 있다.

먼저 미국의 정형외과 의사인 폴 윌리엄스(Paul C. Williams)는

'C자 커브'를 없애야 한다고 주장했다. C자 모양으로 휘어진 허리일수록 허리 뒤쪽의 후방 관절에 압박이 가해져 다리로 내려가는 신경이 눌리고 그로 인해 다리가 당기거나 디스크가 탈출된다고 믿었기 때문이다. 그의 이름을 본떠 만든 윌리엄스 굴곡 운동은 C자 커브를 없애기 위해 커브 반대 방향으로 허리를 구부리거나 펴는 운동이 대부분이다.

반면 뉴질랜드 물리치료사인 로빈 맥켄지(Robin Mckenzie)는 'C자 커브'를 만들어야 한다고 주장했다. 그가 만든 '맥켄지 신전 운동'은 허리를 요추 전만(요추 부위가 배 쪽으로 휘는 것) 상태로 만드는 것인데, 허리를 뒤로 젖혀서 튀어나온 디스크를 앞으로 밀어준다는 원리다. 이를 통해 디스크를 감싸고 있는 후방의 섬유륜을 두껍게 만들어 디스크가 뒤로 튀어나오지 못하게 하는 것이다(그림을 참고해 단계별로 진행하라).

이 운동들은 한때 허리 디스크를 예방하고 치료하는 데 큰 도움이 된다고 알려진 것들이다. 하지만 이 운동들은 2000년대 이후 분명한 한계점을 드러냈다. 이 운동을 지속적으로 한 환자들이 더 큰 통증을 느꼈다는 사례가 속속들이 나왔기 때문이다.

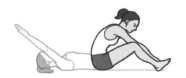

1. 윗몸 일으키기 운동

바로 누운 자세에서 무릎을 약간 구부리고 양팔을 펴서 머리 위로 올린 다음 윗몸을 일으킨다.

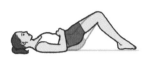

2. 골반 후방경사 운동

누워서 무릎을 구부리고 복부에 힘을 주어 허리가 바닥에 밀착되게 한다. 양발을 엉덩이 쪽으로 끌어당겨 골반을 위로 올린다.

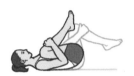

3. 무릎 구부려 가슴 대기 운동

누워서 양쪽 무릎을 가슴 쪽으로 구부리고 양손은 무릎 바로 밑을 잡아 당긴다. 허벅지 앞부분이 가슴에 닿지 않도록 다리를 양 옆으로 벌려 가슴 쪽으로 구부린다.

4. 무릎 펴고 앉아 허리 굽히기 운동

무릎 펴고 앉은 자세에서 허리를 구부려 양손이 발끝에 닿도록 한다(단, 방사통이 있는 환자는 통증이 완전히 사라진 다음에 실시하도록 한다).

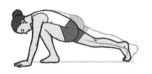

5. 엎드려 한 다리 뻗치기 운동

달리기 출발 자세에서 뒷다리를 펴고 구부린 앞다리를 아래로 더 내린다.

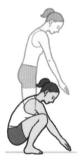

6. 쪼그려 앉기 운동

서서 양발을 30cm 정도 벌리고 발목을 약 30도 정도 밖으로 벌린다. 양팔을 앞으로 펴고 쪼그려 앉았다가 일어서기를 반복한다.

윌리엄스 굴곡 운동 6가지

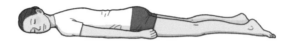

1단계 엎드려 숨을 쉬면서 척추를 이완한다.

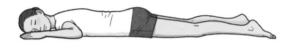

2단계 양팔을 머리 옆에 두고 척추를 이완한다.

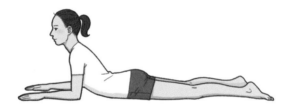

3단계 팔꿈치로 상체를 지지하면서 호흡한다.

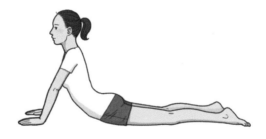

4단계 팔꿈치를 완전히 펴고 호흡한다.

엎드려서 하는 맥켄지 신전 운동

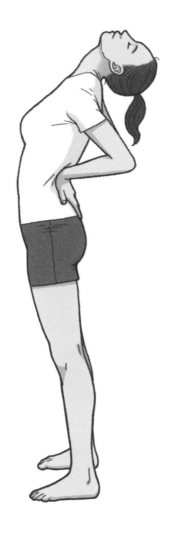

서서 양손을 허리에 대고 상체를 뒤로 젖혀 허리를 앞으로 내민다.

서서 하는 맥켄지 신전 운동

디스크만 본다면 이 이론들의 정당성이 성립될지 모르나, 요통에는 다양한 원인들이 존재한다. 디스크는 그중 하나의 결과에 불과할 뿐 디스크만 치료한다고 요통까지 해결할 수 있는 건 아니다. 따라서 디스크 치료나 예방에만 초점을 맞춘 운동은 복합적인 원인 때문에 요통을 호소하는 환자들에게는 더 위험할 수 있다.

이러한 까닭에 디스크를 병들게 하는 주요 원인을 밝히고 이를 교정하는 좀 더 다양하고 근본적인 운동법들이 등장했다. 대표적으로 스튜어트 맥길 교수의 빅3 운동, 요부 안정화 운동, 슬링의 뉴렉 운동 등이 그것이다. 또한 허리 근육량을 늘리는 것보다 허리 근육의 긴장을 자유자재로 조절하는 능력이 디스크나 요통 환자들에게는 더 중요하다는 정설이 자리를 잡았다. 이 3가지 운동법은 허리의 운동 조절이 잘되려면 척추 움직임이 잘 일어나야 한다는 점을 강조한다.

꼿꼿한 허리가 바른 자세는 아니다

그런데도 환자들은 여전히 'C자 커브'를 만들기 위해 갖은 노력을 한다. 특히 허리를 꼿꼿하게 펴거나, 무리하게 허리를 뒤로 젖히는 운동을 자주 한다. 가슴을 펴서 앞으로 내밀고 등과 허리를 쭉 펴는 자세가 좋은 자세라고 착각한다. 자세 교정 때문에 아이를 데리고 오시는 부모님들이 "우리 아이는 허리가 구부정해요. 대나무처럼 꼿꼿하게 허리를 세워야 하는데."라고 말씀하신다. 하지만 그게 정말 좋은 자세일까?

오랜 시간 허리를 꼿꼿하게 세우면 척추 뒤쪽의 근육이 과하게 긴장한다. 그러면 척추뿐 아니라 주변 근육이 쉽게 피로를 느끼고 스트레스를 받는다. 이럴 경우 후방 관절에 압박을 주어 척추가 움직이지 못해 디스크에 영양분이 공급되지 못한다. 척추를 동아줄로 꽁꽁 묶어 숨도 못 쉬게 만드는 꼴이다.

그렇게 되면 디스크는 병들어 쉽게 찢어지거나 염증이 생기게 된다. 바른 자세라고 믿었는데 실은 디스크를 튀어나오게 하고 허리 통증을 유발시키는 자세인 셈이다. 특히 이 자세는 힘이 들어 오랫동안 할 수도 없다. 결과적으로 자세가 쉽게 흐트러져 교정은커녕 자세가 더 나빠질 확률이 높다.

40대 후반의 한 남성 환자분이 병원에서 일자 허리 진단을 받고 찾아왔다. 허리 통증이 일자 허리 때문인지 알고 싶다고 했다. 원인을 분석하고자 환자와 상담을 하며 생활 습관부터 짚어봤다. 알고 보니 그는 일자 허리 진단을 받고 C자 커브를 만들고자 집에서 잘못된 운동과 스트레칭을 하다가 통증이 심해진 것이었다.

평소에 허리를 꼿꼿하게 세워서 앉고 누워서 잠잘 때도 허리 아래에 베개나 막대기를 넣어 커브를 만들었다. 또한 허리를 젖혀 커브를 만들어주는 운동도 많이 했다. 앞에서 하지 말라고 지적했던 운동을 다한 셈이다. 이렇게 인위적으로 커브를 만들다 보면 허리 주변 근육이 긴장하게 되어 척추가 쉽게 굳는다. 당연히 디스크에도 안 좋고 허리 통증도 심해진다.

다음은 억지로 'C자 커브'를 만들어주는 동작들이다. 허리가 아픈 상태에서 하면 오히려 통증이 더 심해질 수 있다.

일명 코브라 자세로, 가슴을 펴고 허리를 젖히는 동작이다. C자 커브를 만들 때 가장 많이 하는 동작이기도 하다. 여성 같은 경우 요가나 필라테스를 할 때 많이 해봤을 것이다. 과도하게 허리를 뒤로 젖히게 되면 척추 후방 관절을 압박해 허리가 긴장해서 허리 디스크에도 나쁜 영향을 준다.

다음은 누워서 C자 커브를 만드는 동작이다. 누워 있을 때 허리 아래에 수건이나 나무 막대기, 반 원통형으로 된 보조 도구를 넣고 오래 있으면 척추와 허리 주변 근육들이 더 긴장하여 통증이 심해진다.

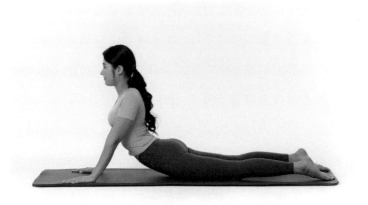

척추에 안 좋은 코브라 자세

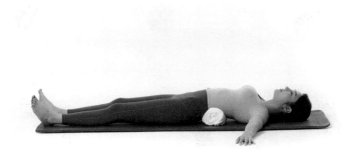

누워서 인위적으로 C자 커브를 만드는 나쁜 자세

올바른 자세를 만들기 위해서는 척추를 중립 상태로 유지하며 척추를 자주 움직여야 한다. 그 후에 올바른 자세를 하면 척추에 가해지는 비정상적인 힘을 분산시켜 근육의 긴장과 통증이 없는 상태를 오래 유지할 수 있다.

다음은 허리 건강을 지키는 올바른 자세와 잘못된 자세다. 먼저 왼쪽은 허리를 구부리고 앉는 자세다. 골반이 뒤로 기울어지고 척추를 세우는 힘이 약해지면서 허리 근육에 무리가 오고 척추 움직임도 감소된다. 가운데는 척추에 긴장을 덜 주는 가장 좋은 자세이다. 골반을 뒤로 돌려 안정화시키고 허리를

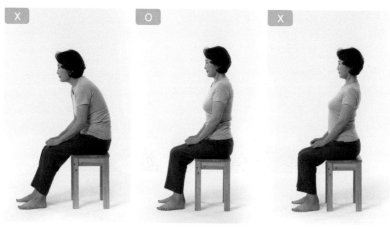

허리에 좋은 자세와 나쁜 자세

위에서 약간 당긴다는 느낌으로 앉는다. 오른쪽은 바른 자세를 한다고 허리를 과도하게 꺾은 것이다. 이렇게 가슴을 내밀고 허리를 꼿꼿하게 세워 힘을 주다 보면 오히려 척추나 허리 주변 근육에 긴장을 주어 척추가 쉽게 굳고 디스크에도 좋지 않다.

수술은 최후의
답이다

튀어나온 디스크는
시술이나 수술로 제거해야 한다?

디스크가 튀어나오거나 통증이 심한 경우, 환자들이 가장 많이
하는 고민은 시술이나 수술로 디스크를 제거할 것인가 말 것인
가이다. 병원에서도 그런 권유를 많이 받기 때문에 나를 찾아
오는 분들도 이 질문을 가장 많이 한다.

 심한 정도에 따라 다른 결론을 내려야겠지만 대부분 나는 디
스크가 돌출되거나 터진 경우 중에서도 몇 가지를 제외하고는
시술이나 수술을 할 필요가 없다고 말한다. 그 이유는 디스크

가 돌출되거나 터진 정도가 통증과 비례하지 않기 때문이다.

그렇다면 언제 시술이나 수술을 해야 할까? 첫째, 허리 통증이 오래 진행되어 다리가 심하게 저리고 마비가 되었을 때, 어떤 보전적인 치료를 해도 효과가 없을 때에는 수술을 해야 한다. 둘째, 다리로 가는 신경이 눌려 다리에 감각이 없어지고 힘이 빠지며 제대로 걷지 못할 때이다. 셋째, 다리와 발목, 발가락이 마비되고 엉덩이 주변이나 항문도 마비되어 대소변을 못 가릴 정도로 증상이 심하다면 반드시 수술을 해야 한다.

하지만 이런 경우를 제외하고는 수술을 권하지 않는다. 환자 개개인의 증상에 따라 충분한 시간을 두고 자세, 음식, 생각, 생활 습관을 교정하며 재활 운동을 병행한다면 얼마든지 호전될 수 있기 때문이다.

디스크 진단을 받았거나 요통을 호소하는 분들이 심각하게 시술이나 수술을 고려하는 까닭은 '통증' 때문이다. 보통 디스크는 만성일 때보다 급성일 때 통증이 심하다. 갑자기 허리에 극심한 고통이 느껴지는데 누구인들 참고만 있겠는가. 이런 상황에서 시술이나 수술을 하면 바로 호전될 것 같기 때문에 환자에게는 오랫동안 해야 하는 재활보다 더 유혹적이다.

한번은 30대 중반의 여성 환자분이 찾아와서 오른쪽 다리가 당기고 앞 발꿈치로 서기가 힘들다고 호소하였다. 상태를 보니 이미 디스크가 터져 흘러내렸고, 병원에서도 수술을 권한 상황이었다. 그러나 아직 대소변을 가리지 못하는 심각한 상황은 아니라서 다른 보존 치료를 먼저 해보고 그래도 안 될 경우 수술을 하라고 말했다.

환자의 상태를 고려해 당장 할 수 있는 척추 스트레칭 동작을 몇 가지 알려드렸고, 통증이 줄어드는지 지켜보았다. 결과는 놀라웠다. 터져서 흘러내린 디스크가 어디론가 숨어버린 것이다. 현재는 다리가 당기던 증상이나 허리 통증이 호전되었고, 앞 발꿈치로도 잘 선다.

2012년 신경외과 의사 테이머 오리프(Tamer Orief)는 세계 신경외과학회에서 '탈출된 디스크의 자연 흡수'라는 논문을 발표했다. 이 논문을 보면 디스크의 탈출된 범위가 클수록 잘 흡수된다는 연구 결과가 있다.

터지거나 돌출된 디스크, 탈출한 디스크는 시간이 지나면 크기가 줄어든다. 터지면서 생긴 염증에는 수분이 포함되어 있는데, 이것이 마르기 때문이다. 또한 염증이 생기면 우리 몸의 면역 체계가 이를 제거하기 위해 반응하는데, 면역 세포의 일종인 대식 세포가 움직여 터진 디스크가 우리 몸에 흡수될 수

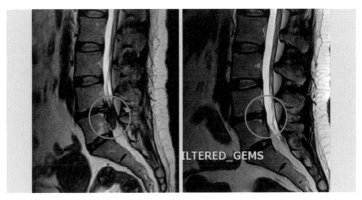

30대 중반 여성 환자분의 MRI 사진

왼쪽 사진을 보면 디스크가 터져 아래로 흘러내렸다. 흘러내린 디스크 수핵이 시커멓게 보인다. 오른쪽은 6개월 후의 모습이다. 터진 디스크가 주변 신체 조직으로 흡수되어 감쪽같이 사라졌다.

있도록 돕는다(디스크가 급성일수록 수분이 많아 잘 줄어들고 만성일수록 수분이 적어 디스크가 잘 흡수되지 않는다).

따라서 디스크가 탈출했다고 무조건 수술이나 시술을 할 필요가 없다. 특히 많이 탈출하거나 급성으로 터진 디스크일수록 다시 몸에 흡수되어 자연치료가 될 확률이 높기 때문에 통증을 줄이는 보존 요법을 통해 시간을 두고 치료하면 된다.

수술은 근본 치료가 될 수 없다

한 남성 환자분이 허리 통증으로 찾아왔다. 요통으로 2년을 고생하다가 5년 전 튀어나온 디스크를 제거하는 수술을 했는데, 오히려 통증이 심해졌다는 것이다.

"선생님, 수술은 깨끗하게 잘되었는데 계속 허리 통증이 심하고 다리가 저린 이유는 뭘까요? 통증 때문에 스트레스가 더 심해졌어요. 수술만 하면 이 지긋지긋한 통증에서 벗어날 줄 알았는데, 지금은 앉아 있는 것도 힘들어서 서서 생활해요. 이 고통이 끝나지 않을까 봐 두려워요."

이런 말을 들을 때마다 너무 안타깝다. 요통이 심한 분들은 정말 절박한 마음에 수술이나 시술을 선택한다. 그런데 허리는 허리대로 못 쓰고 통증이 안 없어지거나 더 심해지면 얼마나 고통스럽겠는가.

최후의 보루라고 생각한 방법이 먹히지 않아 100세까지 이 고통에 시달린다고 생각하면 정말 끔찍하다고 말한다. 통증에 불안 장애까지 와서 오히려 수술하기 전보다 더 힘들어한다.

2010년, 통증에 관한 연구를 다루는 학술지 〈유럽 통증 저널(european journal of pain)〉에 '통증이 삶의 질에 미치는 영향에 대한 연구 논문이 실렸다. 다양한 질병이 우리를 얼마나 고통스럽게 하는가에 대한 이야기였다.

그런데 가장 놀라운 부분은 많은 사람들이 암이나 당뇨, 중풍에 걸린 것보다 척추 수술 후 실패 증후군을 앓을 때 더 고통스러워한다는 결과였다. 척추 수술 후 실패 증후군이란 척추 수술을 한 번 이상 받았는데도 호전되지 않고 오히려 상태가 악화되거나 빠른 시일 안에 재발하는 것을 말한다.

한국도 마찬가지다. 디스크 수술 후에도 허리 통증 때문에 고통받는 환자들이 꽤 많다. 한국의 디스크 시술이나 수술의 기술은 세계적으로 최고 수준이다. 그런데 왜 수술 후에도 통증이 계속되고 일상생활마저 할 수 없게 되는 걸까?

치료를 할 때 디스크가 요통의 원인이라고 생각하고 이것만 제거하면 된다고 접근해서다. 허리 통증, 다리 저림, 다리 당김을 느끼는 환자들은 디스크가 원인이라고 생각한다. 다시 한 번 강조하지만 디스크는 통증의 결과이지 원인이 아니다.

디스크가 통증의 원인이었다면 수술을 통해 제거했을 때 통증이 사라져야 한다. 하지만 그렇지 못하다면 디스크가 요통의 원인이라는 생각을 버리고 다시 근본적인 원인을 짚어봐야 한다. 치료할 때도 여러 방면으로 접근해야 한다.

심각한 상황이라면 수술을 생각해야 하지만 수술이 가장 확실한 해결책이 된다고 믿는 건 위험하다. 아니, 이런 생각은 버려야 한다.

수술 후 5개월, 재활의 '골든 타임'

수술을 하고도 통증이 사라지지 않아 찾아오는 분들의 이야기를 들어보면, 수술 후 관리가 제대로 안 된 경우가 많다.

"선생님, 수술하고 나서 무리하면 안 되니까 집에서 푹 쉬었는데, 왜 계속 아프죠?"

"수술하고 나서 수영과 걷기를 열심히 하는데, 좋아지지 않는 것 같아요."

"수술까지 했는데 재발할까 봐 무서워요. 그래서 허리를 안 쓰려고 보호대를 차고 절대 안 움직이고 있어요."

이런 말을 들을 때마다 꼭 1가지 부탁 말씀을 드리고 싶다.

"수술만 하면 좋아진다고 믿으시면 안 돼요. 세상에 그냥 얻어지거나 좋아지는 건 없잖아요. 디스크나 요통도 수술하고 난 다음 관리하는 게 훨씬 중요합니다. 수술이 끝이 아니고 재활의 출발점에 선다고 생각해주세요."

수술 후 관리가 안 되어 찾아오는 분들 중에 특히 접착제를 붙인 것처럼 허리뼈가 움직이지 않는다고 호소하는 분들이 많다. 이런 증상들을 해소하려면 반드시 재활 운동을 해야 한다.

수술이나 시술을 하고 나서 충분히 안정을 취하는 것도 중요하지만 5개월 정도는 꾸준한 재활 운동을 해주는 것이 중요하다. 재활 운동에는 골든타임이라는 것이 있는데, 이것이 수술이나 시술한 직후 5개월까지다. 이 시기를 놓치면 재발 위험이 높아진다. 따라서 수술이나 시술 후 5개월 안에 재활 운동을 시작하는 것이 좋다.

수술을 하게 되면 고유수용기의 감각 기능이 약해진다. 척추 관절 주변에는 척추 움직임의 감각을 느끼는 기관이 있는데, 이것이 '고유수용기'다. 그런데 수술을 하게 되면 척추의 움직임이 감소하기 때문에 자연스럽게 주변 감각을 느끼는 기관도 제 기능을 상실하게 된다.

즉 척추 움직임에 대한 감각기억상실증(Sensory-Motor-Amnesia; SMA)이 와서 근육이 쉽게 긴장하고 허리 통증도 더 많이 느낀다. 따라서 빠른 시일 내에 감각 기능을 되살리는 재활 운동이 필요한 것이다. 이는 수술만큼이나 중요하다.

재활 운동을 빨리 시작하고 철저하게 관리하면 재발 위험을 낮추고 일상으로 복귀할 수 있다. 재활 운동을 마치고 나서도 평소 척추를 움직이는 운동을 자주 해주고 올바른 자세와 생활 습관을 생활화한다면 더 건강한 디스크를 만들 수 있다.

수술 후 휴식은 일반적으로 4주가 적당하다. 휴식을 취할 때 허리 보호대를 착용하는 것도 상황에 따라 적절히 조절해야 한다. 수술을 하고 난 직후라면 허리가 약해져 있고 잘못 움직이면 안 되기 때문에 허리 보호대를 착용해야 한다. 하지만 수술이 아닌 다른 원인으로 인한 허리 통증이라면 허리 보호대를 착용하지 않는 것이 더 낫다.

또 수술을 한 경우라도 너무 오래 착용하는 것은 좋지 않다. 적절한 시기는 수술 후 4주 정도이다. 그 이상 착용하게 되면 오히려 허리를 움직이지 못하게 되어 주변 근육까지 약해진다. 이것이 다시 디스크나 허리 통증의 원인이 될 수 있다.

수술 후 어떻게 관리하는 것이 좋을지 고민하는 분들에게 딱 3가지만 기억하라고 말씀드리고 싶다.

첫째, 수술 후 무조건 많이 휴식한다고 허리에 좋은 것은 아니다. 둘째, 재발할까 봐 두려워 안 움직이는 것도 문제이다. 셋째, 스스로 관리하지 말고 전문가의 도움을 받아 5개월 정도 재활 운동을 받아야 한다.

2장 · 우리는 허리를 너무 모른다

물론 전문가를 찾아서 꾸준히 재활 운동을 하는 것이 생각만큼 쉽지는 않다. 시간과 여건이 안되는 경우가 많다는 것도 이해는 된다. 직장 생활을 하는 분이라면 빨리 회사로 복귀해야 하니 더 그럴 것이고, 그렇다 보니 재활을 통해 천천히 좋아지는 것보다 빨리 좋아지려고 수술을 선택하는 경우도 적지 않다. 하지만 이렇게 일상에 빨리 복귀하는 것도 허리 건강에는 좋지 않다.

유럽 같은 경우 복지가 잘되어 있어 재활 운동 비용을 80% 이상 국가에서 지원해준다. 나라에서 적극 권장하는 분위기이기도 하고 사람들의 인식도 보편화되어 있다. 우리도 이런 시스템이 자리 잡는다면 사람들이 좀 더 충분히 휴식을 취하면서 재활 운동을 할 수 있지 않을까 싶다.

그리고 1가지 더. 재활 치료를 할 때는 꼭 해당 분야를 전공한 전문가의 도움을 받기를 바란다. 통증이 있는 사람들은 수술 후 일반 운동이 아닌 재활 운동을 해야 한다. '통증'을 줄이는 관점에서 접근해야 하기 때문에 그렇고, 혼자서 관리하기도 어렵기 때문이다. 요가나 필라테스, 헬스, 수영, 걷기는 자칫하면 통증을 유발시킬 수 있어서 위험하다. 이는 통증이 줄어든 후에 해도 늦지 않다. 수술 후 관리를 어떻게 하느냐에 따라서 예후가 달라지고 수술 이후 재발 위험 없이 건강한 허리를 유지할 수 있다.

허리 디스크 환자는 허리를 구부리면 안 된다고?

허리를 구부리기 때문에 디스크가 재발한다고 오해하는 분들이 있다. 허리를 구부리면 디스크가 뒤로 밀려 나올 수는 있다. 그러나 디스크가 건강하다면 뒤로 밀리는 자극은 문제가 아니다. 오히려 건강한 자극이다. 건강한 디스크라면 허리를 구부리거나 뒤로 젖히는 동작을 한다고 디스크가 손상되지는 않는다. 따라서 '구부리는 동작' 자체가 아닌 디스크의 상태가 건강한지, 병들었는지 먼저 따져봐야 한다.

40대 초반의 여성 환자분이 허리를 꼿꼿하게 세우고 로봇처럼 걸으면서 치료실로 들어왔다.

"시술을 하고 5개월이 지나 재활 운동을 하려고 왔어요. 허리를 구부리면 디스크가 뒤로 더 튀어나올까 봐 보호대를 차서 허리를 고정시키고 다녀요. 통증이 있기 전에는 손바닥이 바닥에 닿을 만큼 허리가 유연했는데 지금은 무릎도 안 닿아요."

시술이나 수술 후 재발에 대한 두려움 때문에 환자들이 가장 많이 하는 행동이 '허리를 구부리지 않는 것'이다. 하지만 그동안 해왔던 자세를 반복하지 않으면 척추는 원래 움직임에 대한 기억을 잃어버린다. 쉽게 말해 허리를 구부리는 동작을 하지 않으면 척추는 이것을 잊어버려 나중에는 허리를 전혀 굽히지 못하게 된다. 이 감각운동 능력은 재활 운동을 빨리 시작할수록 빨리 회복된다.

디스크로 인해 염증이 생겼다면, 허리를 구부리는 동작은 염증이 사라지는 시기(급성기)까지는 하지 말아야 한다. 하지만 디스크와 척추 관절과 신경 주변에 염증이 사라지게 되면 가능한 빨리 척추를 움직여주는 동작을 해야 한다.

"선생님, 허리를 구부리고 세수를 한번 해보는 것이 소원입니다. 제가 정말 허리를 구부려서 손가락이 땅에 닿을 수 있을까요?"

40대 초반의 남성 환자분이 한 말이다. 이분은 20대 중반에 한 대학 병원에서 수술을 받았고 허리에 주사도 많이 맞았다고 했다. 하지만 별다른 차도가 없어 힘들어하고 있었다.

또한 정말 구부리는 동작이 안 되어서라기보다 구부렸을 때 통증이 올까 봐 두렵다고 했다. 그래서 더 구부려볼 생각을 못

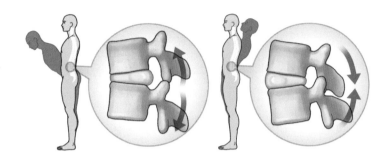

허리를 구부리거나 뒤로 젖힐 때 정상적인 디스크의 변화

허리를 앞으로 구부릴 때 디스크는 뒤로 밀려나고 뒤로 젖힐 때 앞으로 밀린다. 그러나 통증이나 염증이 없다면, 구부린다고 해서 디스크에 병이 들어 찢어지거나 뒤로 튀어나오는 일은 생기지 않는다. 오히려 구부리고 펴는 것처럼 척추가 움직일 때 디스크 안으로 영양분이 들어간다. 따라서 급성기가 지난 빠른 시일 내에 허리를 구부리는 운동을 해야 한다.

하고 있었다. 하지만 이런 생각 때문에 아예 허리를 움직이지 않는 것이 디스크를 더 병들게 하는 일임을 명심해야 한다.

허리 디스크 재발,
갑자기 찾아오지 않는다

시술이나 수술, 재활 운동, 침 치료 등 어떤 방법으로 통증을 잡았다고 해서 디스크가 재발하지 않을 것이라 단정하는 것은 매우 잘못된 생각이다. 그 이후 어떻게 관리하는지에 따라 결

과는 크게 달라진다. 잘못 관리하면 허리 통증이 반복되는 악
순환을 만든다.

잘못된 생각의 3가지 예시를 들어보겠다. 첫째, 근육이 풀리
고 통증이 좋아지면 완전히 건강해졌다고 믿는 경우다. 둘째,
누구나 이런 통증을 겪는다고 생각하고 대수롭지 않게 넘기는
경우다. 셋째, 통증이 사라지면 다시 잘못된 자세와 생활 습관
을 반복하는 것이다.

자기 몸을 방치하는 순간 언제든 다시 아플 수 있다. 통증이
호전되어도 재발할 수 있다는 생각을 하면서 늘 척추 건강 관
리에 신경을 써야 한다.

"3개월 전 갑자기 아침에 못 일어나서 병원에 실려 갔어요."

"세수하려고 허리를 숙이고 일어나려는데 못 일어났어요."

"기침하다가 허리가 아파서 걷지를 못 했어요."

"허리가 갑자기 아프더니 재발했더라고요."

"예전에 한번 허리가 아프긴 했는데 왜 갑자기 디스크가 왔
을까요?"

재발 역시 '갑자기' 발생하지 않는다. 통증을 방치하거나 제
대로 관리하지 않았기 때문에 다시 발병한 것이다. 한번 아프
고 나면 디스크나 주변 근육들의 기능이 예전보다 떨어진다.

근육이 쉽게 긴장하고 긴장된 상태가 지속될 수 있다. 근육의 긴장 조절도 잘 안 되어서 쉽게 허리를 다칠 수 있다.

원래 근육은 쉬고 있을 때 이완되면서 긴장이 풀려야 하는데, 조절 기능이 떨어진 근육은 긴장을 풀지도, 이완하지도 못한다. 이렇게 되면 척추의 움직임도 저하되고 디스크에도 영양분이 잘 공급되지 않는다. 디스크가 쉽게 손상되거나 요통을 앓기 더 쉬운 몸이 되는 것이다.

재발하지 않으려면 경미한 허리 통증도 그냥 넘겨서는 안 된다. 척추를 움직여주는 운동을 꾸준히 해주는 것은 물론, 평소 생활 습관이나 자세, 음식, 생각도 잘 관리해야 한다.

'틀어진' 습관이 당신의
허리를 죽인다

3

두려움은 근육을
긴장하게 만든다

지금 당장 내 몸과 마음을 들여다보라

디스크를 유발하는 원인 중에서 가장 많은 비중을 차지하는 것이 바로 '자세'이다. 자세는 단순히 몸을 움직일 때의 형태나 관절의 위치만을 의미하는 것이 아니다. '신체의 한 부분이 다른 여러 부분과 원만하게 상호작용할 때 나타나는 결과물'이다. 외부의 영향을 받든, 내면의 심리적 영향을 받든 우리에게 주어진 상황에 대해 몸이 반응하는 것 모두 자세에 해당한다. 우리의 몸과 마음은 완전히 분리될 수 없기 때문에 자신이 느끼는 감정, 생각이 자세로 나타난다.

허리 디스크나 통증으로 불안해하는 분들도 자세에서 불편한 부분이 보인다. 힘없이 머리를 숙이거나 목을 앞으로 내밀고 있고 아픈 허리를 부딪힐까 봐 몸을 새우등처럼 움츠리고 있다. 아픈 쪽 다리는 들고 있거나 관절을 움직이지 않고 걷는다.

통증이 있는 분들은 허리가 아프거나 다리가 저리면 그 아픈 부위에 최대한 힘을 덜 주거나 아예 그 부위를 안 쓰려고 한다. 힘을 줘야 할 부위에 힘을 못 주고 다른 신체 부위로 버티기 때문에 몸이 틀어져 통증은 더 심해진다.

뿐만 아니다. 통증에 대한 두려움, 재발에 대한 불안한 마음이 자기도 모르게 근육을 긴장하게 만든다. 어깨가 올라간다거나 목이 앞으로 숙여진다거나 바른 자세를 하려는 강박으로 허리를 더 꼿꼿하게 세우게 된다. 이런 자세를 계속 취한다면 통증이 줄어들 리 없다. 그 밖에도 내장에 가스가 차거나 과로로 몸이 힘든 상황들 역시 자세에 안 좋은 영향을 미친다.

그렇기 때문에 나쁜 자세와 좋은 자세를 구분할 때는 단순히 앉아 있거나 서 있거나 누워 있을 때의 모습만 보고 판단해서는 안 된다. 심리적인 상태까지 고려하여 근육이 긴장하지 않고 잘 이완되는지도 살펴야 한다. 무의식적으로 몸이 경직되지 않도록 살피고 몸의 여러 부분이 상호작용을 하여 균형을 이루게 하면 좋은 자세는 자연스럽게 따라온다.

여기서 주의해야 할 것은 자세는 한순간에 만들어지지 않는 다는 것이다. 오랜 시간에 걸쳐 학습되어 내 몸이 받아들이는 것이 자세다. 따라서 잘못된 자세에 익숙해져 있진 않은지, 좋은 자세를 취하려면 어떻게 해야 하는지 끊임없이 자기 몸과 마음을 들여다보고 인지하려는 노력이 필요하다.

나쁜 자세와 좋은 자세의 기준

잘못된 자세, 즉 나쁜 자세와 좋은 자세의 기준을 세울 때 가장 주의 깊게 살펴야 할 것이 무엇일까?

디스크 환자가 허리에 부담을 주는 자세로 계속 앉아 있는다 고 가정해보자. 어쩌면 디스크가 터질지도 모른다. 이는 당연히 나쁜 자세다. 또 관절이 틀어지거나 근육이나 인대가 너무 긴장하거나 이런 상태로 굳어버린 자세도 모두 나쁜 자세다. 이는 요통의 원인이 된다. 하지만 요통이 있는 환자에게 가장 나쁜 자세는 이런 잘못된 자세가 아니라 '고정된 자세'다.

척추를 건강하게 하려면 지속적으로 움직여주는 것이 가장 좋다. 그렇기 때문에 고정된 자세를 가장 경계해야 한다. 고정된 자세로 있을수록 몸은 더 긴장하고 내장기나 척추의 움직임은 줄어든다.

허리를 꼿꼿하게 세우는 게 바른 자세라고 알려져 있지만 이 자세로 오래 앉아 있는다면 '좋은 자세'가 아니다. 오히려 척추의 움직임을 감소시켜 디스크를 병들게 만드는 나쁜 자세다.

디스크나 요통 환자가 나쁜 자세와 좋은 자세를 구별할 때 얼마나 올바른 자세인가는 중요한 문제가 아니다. 그보다는 고정된 자세인가, 척추를 조금씩이라도 움직여주는 자세인가 이것을 더 중요하게 살펴봐야 한다.

또 하나 고려해야 할 점은 통증에서 벗어나려면 좋은 자세를 습관화하는 것이 아니라 나쁜 자세에서 먼저 벗어나려고 노력해야 한다는 것이다. 그러려면 자신의 자세가 잘못되었는지 제대로 인지하는 것이 첫 번째이고, 그다음으로 내 몸과 척추의 움직임을 긴밀하게 느낄 줄 알아야 한다.

무엇이 좋은 자세이고 나쁜 자세인지 자세 그 자체에 집중하지 말고 일단 자신의 몸 안에서 일어나는 움직임을 파악하라. 그리고 나쁜 자세부터 바로잡아라. 올바른 자세에 대한 재학습은 이것이 선행되고 난 다음이다.

"선생님, 이제는 다리를 꼬려고 하면 어색해요." "잘못된 자세를 고치니까 통증이 사라졌어요." 재활 치료를 하는 환자들이 자세를 바로잡고 나서 흔히 하는 말이다. 이때마다 나쁜 자세가 얼마나 척추 건강에 안 좋은지, 이를 바로잡는 것이 디스크 치료를 하는 데 얼마나 중요한지 다시 한번 깨닫는다.

물론 이미 습관화되어 굳어버린 자세를 알아채고 바로잡기란 매우 어려운 일이다. 나쁜 자세를 고치고 좋은 자세를 학습하기까지 오랜 시간이 필요하다. 하지만 스스로 나쁜 자세가 어색해지고, 굳어 있던 몸이 전보다 유연해지고, 아플까 봐 고정시켜두었던 허리를 조금씩이라도 움직이기 시작할 때 변할 수 있다는 가능성이 열린다. 허리 통증이 사라질 수 있다는 희망이 생긴다.

디스크를 치료하고 싶은가? 지긋지긋한 허리 통증으로부터 벗어나고 싶은가? 건강한 허리를 갖고 싶은가? 자세부터 바로잡아라. 습관처럼 꼬던 다리를 풀고, 꼿꼿하게 펴느라 긴장한 허리에 휴식을 줘라. 그리고 마음을 차분히 가라앉히고 조금씩이라도 허리를 움직여라. 평생 허리 통증 없는 몸을 만드는 데 반드시 필요한 기초 공사다.

나쁜 자세 바로잡기

1. 앉는 자세

요즘 사람들은 잠자는 시간을 빼고 대부분 앉아서 생활한다. 사무직의 경우 평균 8시간 이상을 앉아서 생활하며, 학교에 다니는 자녀들도 마찬가지다. 하지만 앉아서 생활하는 시간이 길수록 서 있거나 걸을 때보다 허리 건강은 더 나빠진다.

왜일까? 이유는 간단하다. 앉은 자세 자체가 '고정된 자세'이기 때문이다. 이미 여러 번 강조했지만, 고정된 자세만큼 요통 환자에게 나쁜 자세는 없다. 특히 많은 사람들이 C자 커브가 허리 건강에 좋다고 믿어 허리를 꼿꼿하게 세우고 장시간 앉아 있는데, 이 자세는 디스크 환자에게 그야말로 쥐약이다. 허리 근육이 오래 긴장할수록 척추는 금세 굳어버리고 만다.

앉아 있는 자세는 척추와 직접적으로 연결되어 이를 지탱해 주는 골반과도 밀접한 관련이 있다. 앉을 때 골반의 위치가 어떻게 달라지느냐에 따라 척추 아래쪽에 가해지는 압력의 강도가 달라진다. 이 압력이 클수록 허리 통증도 커진다.

가령 골반이 몸의 중심보다 앞이나 뒤로 빠지면 꼬리뼈가 아플 수 있다. 또 무게 중심이 한쪽 골반으로 쏠리는 것도 골반을 틀어지게 해 허리 통증을 유발할 수 있다.

그렇다면 어떻게 앉아야 척추에 무리를 주지 않을까? 의자에 앉을 때는 골반이 몸의 중심과 수직이 되게 하여, 허리 아래쪽에 불필요한 힘이 들어가지 않도록 해야 한다. 또한 양쪽 골반이 균형을 맞춰 안정적으로 척추를 지탱하고 허리 근육을 이완시키는 것이 무엇보다 중요하다. 골반이 균형을 이루려면 다리를 꼬지 않아야 하며, 등받이 가까이에 기대어 앉아 엉덩이와 골반을 안정적인 상태로 만들어야 한다.

또 복부를 약간 뒤로 당긴다는 느낌으로 아랫배에 힘을 주고 앉는 것도 좋다. 그러면 허리 근육이 이완되고 등받이에 허리가 밀착되어 척추에 부담이 가지 않는다. 골반을 뒤로 약간 돌

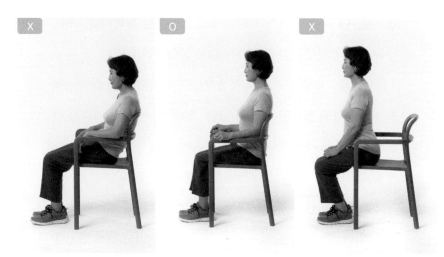

의자에 앉을 때 나쁜 자세와 좋은 자세

왼쪽은 엉덩이 아랫부분과 등의 상부만 기대어 앉은 것으로 척추 아랫부분에 무리는 주는 안 좋은 자세다. 가운데는 엉덩이와 등이 의자에 밀착되어 골반이 안정되었고, 팔을 팔걸이에 올려 체중을 분산시킨 좋은 자세다. 오른쪽은 의자 끝에 걸터앉아 골반을 불안정하게 만들고 허리까지 꼿꼿하게 세워 근육을 긴장시키는 안 좋은 자세다.

려주면 골반이 안정되고 척추도 중립 위치가 되어 척추 주변 근육이 이완된다. 또한 앉았을 때 양쪽 무릎의 높이가 고관절보다 낮아야 골반이 안정된다.

척추에 가해지는 힘을 신체의 여러 부위로 분산시키려면 팔을 팔걸이에 올려두는 것이 좋으며, 오랜 시간 앉아 있어야 할 경우 허리 뒤쪽에 쿠션을 두어 기대어 앉는 것이 좋다.

소파에 앉을 경우, 소파는 일반 의자와 다르게 바닥이 푹신

3장 · '틀어진' 습관이 당신의 허리를 죽인다

푹신하기 때문에 골반과 척추가 쉽게 불안정해지고 근육이 긴장할 확률이 더 높다. 따라서 오랜 시간 앉아 있는 것은 피하는 것이 좋다. 또 너비가 넓은 소파도 피하는 것이 좋다. 소파의 너비가 넓을수록 등받이에 비스듬히 기대어 앉거나 다리를 올리고 누워 있으려고 하는데, 이것이 척추에 매우 안 좋다. 소파에 앉더라도 무릎을 구부렸을 때 접히는 무릎 뒤쪽이 소파 끝에 걸리고, 발바닥이 바닥에 닿는 것이 좋다.

바닥에 앉을 때는 등을 벽에 기대는 것이 좋다. 그래야 골반이 안정되고 허리에 부담을 적게 주기 때문이다. 또 양반다리를 하고 앉는 경우가 많은데, 이럴 경우 상체의 무게를 허리가 그대로 받기 때문에 척추에 부담이 많이 간다. 따라서 양반다리보다는 다리를 곧게 펴고 앉는 것이 좋다.

그럼, 등을 기대어 앉을 수 없을 때는 어떻게 해야 할까? "요가원에서 명상할 때는 벽에 기대지 않고 허리를 편 채 똑바로 앉아 있으라고 해요. 허리에 부담이 좀 되더라고요." 한 환자분이 이런 말을 한 적이 있다.

요가를 하든 TV를 보든 기대어 앉을 벽이 없을 경우, 수건이나 방석을 둥글게 말아서 엉덩이뼈를 받쳐주거나 쿠션 위에 앉으면 골반이 안정되고 허리 근육이 이완되며 척추가 자연스럽

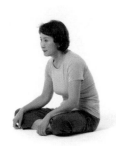
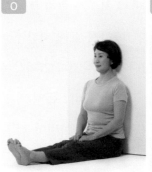
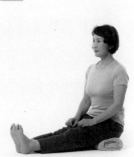

바닥 앉을 때 나쁜 자세와 좋은 자세

왼쪽처럼 양반다리를 하고 구부정하게 앉으면 상체의 무게를 허리가 그대로 받고 무릎에도 좋지 않다. 가운데처럼 벽에 허리를 기대어 다리를 펴고 앉으면 척추에 부담이 되지 않아 좋다. 기댈 벽이 없으면 오른쪽처럼 엉덩이 아래에 수건, 방석, 쿠션 등을 받치고 앉아 다리를 펴면 골반이 안정되어 좋다.

게 S자 커브가 된다. 그러면 오랫동안 척추에 무리를 주지 않고 앉아 있을 수 있다.

운전석에 앉을 때에도 주의해야 할 것이 있다. 한번은 센터를 찾아온 환자분이 허리가 아파 운전을 할 수 없다고 호소한 적이 있었다. "선생님, 오른쪽 다리로 액셀을 밟지 못하겠어요. 힘이 안 들어가고 너무 아파요."

장거리든 단거리든 평소 자주 운전하는 분들이 꼭 알아두어야 할 것은 운전을 하게 되면 한쪽 골반이 쉽게 틀어질 수 있다는 사실이다. 요즘은 대부분 자동 기어를 쓰기 때문에 왼발은 사용할 일이 없고 오른발만 계속 쓰게 된다.

그런데 오른발을 뻗어 액셀을 밟다 보면 오른쪽 골반이 앞으로 빠지게 되어 골반이 한쪽으로 틀어질 수 있다. 골반이 틀어지면 척추 아래쪽 뼈가 불안정해진다. 또 빠진 골반 주변 근육이 과도하게 긴장하고 척추 주변 근육도 굳어져 척추의 움직임이 줄어든다. 이는 허리 디스크를 유발하는 원인이 된다.

따라서 오른쪽 다리로 액셀을 밟을 때 골반이 앞으로 빠지지 않도록 주의해야 한다. 가령 골반을 뒤로 약간 돌리고 액셀을 밟으면 골반이 틀어지는 걸 예방할 수 있다. 또 왼발을 풋레스트에 올려두고 운전하면 왼발이 지지하는 역할을 하게 되어 양쪽 골반의 균형이 맞게 된다.

운전을 할 때는 '허리 등받이 각도'와 '무릎의 각도'도 신경 써야 한다. 등은 허리 등받이 쪽으로, 엉덩이는 바닥 시트에 밀착시킨 다음, 등받이 각도는 100도를 유지한다. 운전석을 운전대 쪽으로 바짝 당겨 앉아 등받이와 엉덩이 사이의 각도가 90도나 그 이하가 되면 허리를 꼿꼿하게 세워야 하므로 척추에 압박을 줄 수 있다. 또한 너무 뒤로 젖혀도 허리로 체중을 버텨야 하기 때문에 무리가 간다.

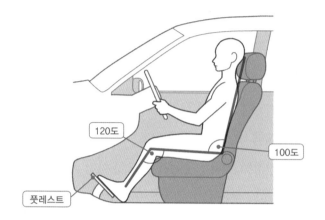

운전석에 앉았을 때의 바른 각도

등받이 각도는 100도가 좋다. 90도나 그 이하가 되면 허리를 꼿꼿하게 세워야 해서 허리 근
육이 긴장한다. 또 그 이상이 되면 허리에 체중이 과하게 실려 통증이 생긴다. 무릎 각도는
120도가 되어야 골반이 안정된다. 왼발은 풋레스트에 올리고 양손은 운전대에 두어 체중을
분산시키면 좋다.

앉았을 때 무릎의 각도는 120도 정도가 적당하다. 이 정도
각도를 유지해야 다리로 체중이 분산되면서 척추가 압력을 덜
받는다. 또 의자에 앉을 때 팔걸이를 활용하여 체중을 분산시
키는 것처럼 운전할 때도 양손을 운전대에 두어 허리에 가해지
는 압력을 분산시키는 것이 좋다.

등받이에 기대어 앉거나, 골반이 틀어지지 않게 주의하는 것
도 중요하지만, 오랫동안 건강하게 앉아 있고 싶다면 제일 좋

3장 · '틀어진' 습관이 당신의 허리를 죽인다

은 방법은 척추를 자주 움직여주는 것이다. 알람을 설정하여 규칙적으로 움직여주는 것도 좋고, 장거리 운전을 해야 한다면 목이나 허리에 쿠션을 받치고 있거나 중간중간 쉬어가며 가벼운 스트레칭과 함께 허리를 조금씩 움직여주는 것도 좋다.

2. 서 있는 자세

앉아 있을 때 골반이 중요한 역할을 한다면, 서 있을 때에는 발이 중요한 역할을 한다. 발의 모양이나 위치, 체중을 골고루 분산시키느냐에 따라 골반과 척추의 건강이 결정된다.

여성의 경우 남성보다 골반이 크고 앞으로 더 기울어져 있기 때문에 체중이 몸의 중심보다 앞으로 쏠릴 가능성이 높다. 그렇게 되면 발 앞쪽으로 버텨야 하기 때문에 무릎이나 허리에 무리가 간다. 따라서 발바닥 전체에 체중을 실어서 서는 것이 무엇보다 중요하다.

발뒤꿈치와 엄지발가락 부분, 새끼발가락 부분에 꼭짓점을 찍고 선을 연결하여 삼각형을 만들었을 때, 이 삼각형 넓이에 해당하는 부분에 고루 체중이 실려야 한다. 그래야 체중이 분산되어 골반도 중립 위치를 지키며 안정적으로 버티게 된다.

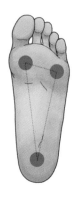

발바닥에 체중이 실리는 위치

또한 체중이 앞으로 실려 기울어져 있는 골반의 위치도 뒤로 이동시켜 중립 위치로 오게 만드는 것이 중요하다. 그래야 골반과 척추가 안정되어 척추 움직임이 잘 일어나기 때문이다.

하루는 50대 여성분이 치료실에 찾아왔다. 살이 쪄서 배가 나온 게 고민이라며, 그래서 허리가 더 아픈 것 같다고 호소했다. 배가 나오면 체중이 몸의 중심 앞으로 쏠리게 되니 허리에 무리가 가는 것은 맞다. 그러나 배가 나오는 것은 실제 복부에 지방이 많은 탓일 수도 있지만, 골반이 앞으로 나와서 그렇게 보이는 경우도 많다. 따라서 복부 지방 관리와 더불어 서 있을 때 체중이 앞으로 쏠리지 않게 골반 위치를 잘 정돈해야 한다.

오래 서 있으려면 발바닥이나 장딴지 근육, 다리와 엉덩이 근육으로 버티기만 해서는 안 된다. 발바닥이나 골반, 척추의 정렬이 바르게 되어 있는 것이 더 중요하다. 그래야 다리나 골반, 허리 근육이 덜 긴장하고 척추 움직임도 원활해져 허리에 무리를 주지 않으면서 오래 서 있을 수 있다.

서 있을 때 가장 안 좋은 자세는 C자 커브를 만들려고 가슴을 앞으로 내밀고 허리를 인위적으로 꺾어 힘을 주는 것이다. 이렇게 되면 허리 근육이 과하게 긴장한다.

또 허리에 힘을 너무 풀고 구부정하게 서 있거나 목을 쭉 빼고 있는 자세도 좋지 않다. 굽은 등은 물론 거북목이 되어 체중이 계속 몸 앞쪽에 실리기 때문이다. 서 있을 때 좋은 자세는 발바닥 전체에 체중을 싣고 골반이 중립 위치에 있는 것이다. 그래야 척추에 무리를 덜 주고 허리 근육도 이완시킬 수 있다.

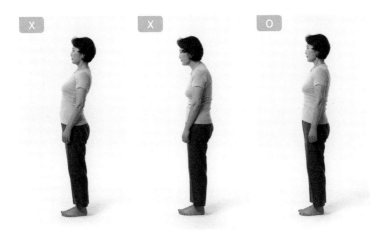

서 있을 때 나쁜 자세와 좋은 자세

왼쪽처럼 가슴을 내밀고 허리를 꺾으면 어깨와 허리 근육이 과하게 긴장하여 좋지 않다. 가운데처럼 구부정하게 서서 목을 앞으로 빼면 등이 굽고 거북목이 된다. 또 체중이 앞으로 쏠리며 골반도 앞으로 기울어져 척추에 무리를 준다. 오른쪽처럼 발바닥 전체에 체중을 싣고 복부 아래를 약간 뒤로 당긴 채 곧게 서야 좋다.

3. 걷는 자세

　걷기는 심장과 폐 기능을 향상시키고 고혈압, 당뇨병에도 좋은 매우 유용한 유산소 운동이자 전신 운동이다. 그러나 여기에서 1가지 꼭 알아두어야 할 것이 있다. 허리가 아픈 사람일수록 잘못된 자세로 걸으면 안 걷느니만 못하다는 것이다.

　"선생님 허리 디스크 때문에 통증이 너무 심해요. 병원에서 걷기 운동을 추천해주셔서 아파도 하루에 2시간씩 열심히 걸었거든요? 그런데 지금은 아예 못 걷겠어요. 혹시 걷는 방법이 따로 있나요?"

　허리 디스크 때문에 수술이나 시술을 받은 분들 중 의사나 주변의 권유로 걷기 운동을 하는 분이 많다. 그런데 언제, 어떤 방법으로, 얼마나 걸어야 할지 모르거나 골반이나 척추를 고정한 채 걸어서 통증을 더 악화시키는 경우가 있다.

　요통을 느끼는 사람일수록 관절이나 근육을 잘못 쓸 가능성이 높다. 허리 근육이 이미 과하게 긴장하고 있거나 굳어버려서, 통증 때문에 최대한 허리를 덜 쓰려고 다른 관절이나 근육을 억지로 쓰기 때문이다. 하지만 그럴수록 골반이나 척추, 몸의 곳곳은 잘못된 방향으로 틀어지기 마련이다.

걸을 때 상체의 체중을 지탱하면서 하체를 움직여야 하기 때문에 골반과 허리 아랫부분을 많이 쓰게 되는데, 허리 디스크 질환을 앓고 있는 분들은 이 신체 부위를 제대로 쓸 수 없다. 따라서 좋은 자세로 걷기보다 일단 골반과 허리의 기능을 바르게 고쳐 요통을 없애는 것이 먼저다.

걸으면서 허리 디스크가 좋아진다는 것은 '소가 뒷걸음질하다가 쥐를 잡는 격'이다. 걷기가 좋은 운동이기는 하지만 허리 디스크 치료가 목적이라면 최적의 운동은 아니다. 특히 걷는 동안 골반이나 무릎, 발목을 제대로 움직이지 않고 허리와 다리 근육만 써서 걷는다면 두 곳이 더 긴장하게 되어 오히려 나쁜 자세가 된다.

허리나 골반을 제대로 쓸 수 있게 되면 그때 좋은 자세로 걸으면 된다. 특히 특정 관절에 부하가 집중되는 것을 막기 위해 팔, 무릎, 발목 관절을 적절히 움직여주면서 걷는 것이 좋다. 또 발뒤꿈치부터 발가락까지, 발바닥 전체가 고루 바닥에 닿고, 엄지와 두 번째 발가락이 바닥을 차고 나가는 힘으로 걸어야 좋다. 발뒤꿈치가 바닥에 닿을 때 골반이 뒤로 돌아가고, 다시 앞발에 체중이 실릴 때 골반도 앞으로 회전하며 움직임이 일어나기 때문이다. 발과 골반이 정상적으로 움직여야 척추 또

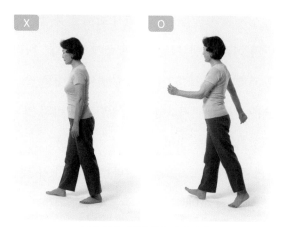

나쁜 걷기 자세와 좋은 걷기 자세

왼쪽처럼 팔, 골반, 무릎, 발목을 고정시킨 채 다리 근육만 써서 팔자로 걸으면 다리와 허리 근육이 긴장해 척추에 무리를 준다. 오른쪽처럼 발뒤꿈치부터 발가락 끝, 발목이 바닥에 고루 닿고 팔, 무릎까지 써야 체중이 분산되어 척추가 이완된다. 시선은 전방을 바라보며 발은 11자를 유지한다.

한 정상적인 움직임이 일어난다.

발의 모양은 11자를 유지하며 발과 발 사이의 보폭은 자신의 키에서 100을 뺀 숫자만큼이 적당하다. 이는 골반을 적절히 사용했을 때 두 다리가 벌어지는 폭의 길이와 비슷한데, 골반 부근의 고관절에서 발까지의 길이와 비슷하다.

또한 복부에 힘을 주어 허리 쪽으로 당긴 다음 허리를 펴고 걸어야 한다. 턱은 가슴 쪽으로 당기고, 정수리는 위로 향하듯 가볍게 당겨준다. 앞 팔꿈치는 배보다 더 나가면 안 되고 뒤 팔

3장 · '틀어진' 습관이 당신의 허리를 죽인다

꿈치는 최대한 뒤로 펴서 자연스럽게 앞뒤로 움직여준다. 시선은 전방 10~15m 너머를 보는 것이 좋다.

걸을 때는 한번에 많이 걷는 것보다 하루에 20분씩 나누어서 걷는 것이 좋다. 통증으로 고생하는 분은 오랜 시간 걷게 되면 다리나 허리의 근육을 긴장시켜 척추가 못 움직이게 되어 허리 통증이 증가할 수 있다.

4. 잠잘 때 자세

우리는 하루 24시간 중 3분의 1 이상을 잠자는 데 쓴다. 그런데 7시간 이상을 잘못된 자세로 잔다면 어떻게 될까? 아무리 깨어 있는 시간에 바른 자세를 유지한다고 해도 모두 헛수고가 된다. 그만큼 잠자는 자세가 중요하다는 말이다.

잠자는 자세만 봐도 그 사람이 가진 신체적 문제를 알아낼 수 있는데, 소화기가 안 좋으면 몸을 새우등처럼 말고 잔다. 또 하루 종일 허리 통증으로 고생했다면 몸이 계속 긴장하여 나무 막대기처럼 딱딱해지고 자는 내내 척추에 힘이 들어간다. 당연히 허리 주변 근육은 물론 척추도 굳는다.

한번은 40대의 환자가 치료실을 방문했다. 대학 병원에서 허리 디스크 진단을 받았는데, 디스크는 이미 터졌고 엉덩이와 다리가 저리다고 고통을 호소했다. 2회 정도 허리에 주사를 맞으며 치료를 받은 덕에 통증은 조금 가라앉았지만 허리가 한쪽으로 틀어져 있었다. 그 환자분은 하루 중 제일 힘든 때가 잠을 자고 난 직후라고 했다.

"무릎 밑에 베개를 받치고 똑바로 누워서 잠을 자요. 그런데도 아침에 일어날 때 20분 동안이나 뒤척이다가 일어나요. 바른 자세로 잠을 자는데 왜 아침에 일어나기가 힘들까요?"

허리 통증으로 고생하시는 분들 중 대다수가 무릎 밑에 베개를 받치고 똑바로 누워 자거나 옆으로 누워 무릎 사이에 베개를 낀 다음 양쪽 다리가 평행이 되도록 자세를 취하며 잔다. 그리고 일어날 때까지 계속 같은 자세로 잠을 잔다.

그러나 허리 통증으로 허리 근육과 척추가 굳어 있다면 자세를 바꿔줘야 한다. 고정되어 있으면 아무리 좋은 자세라도 척추에 압력이 들어가 무리를 줄 수 있다. 또 엎드려 자는 자세는 골반이 앞으로 더 기울어져 골반과 척추가 불안정해지고 척추와 허리 주변 근육을 긴장시키므로 피하는 것이 좋다.

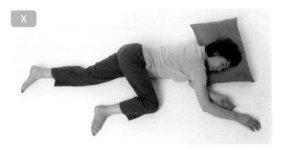

이렇게 자면 한쪽 골반이 틀어져 척추 건강에 좋지 않다.

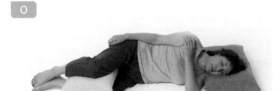

옆으로 누워 무릎을 약간 구부리고 양쪽 다리 사이에 베개를 낀 다음 두 다리가 평행이 되도록 했다. 이렇게 되면 긴장한 허리 주변 근육이 이완됨은 물론 골반에도 좋다.

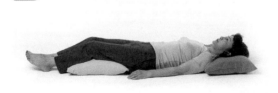

무릎 밑에 베개를 받치고 똑바로 누우면 골반과 척추 주변 근육이 이완되어 좋다. 그러나 통증이 있다면 자세를 바꿔주어 허리 근육이 긴장하지 않도록 해야 한다.

잠잘 때 나쁜 자세와 바른 자세

허리를 망치는
대표적인 생활 습관

내장 기관을 압박하는 다리 꼬기

앉거나 서기, 걷기, 잠자기 등 사람들이 평소 많이 취하는 자세를 예로 들어 잘못된 자세와 좋은 자세가 어떻게 다른지 살펴보았다. 하지만 이외에도 허리를 망치는 행동이나 잘못된 습관이 아주 많다. 그중 대표적인 것 몇 가지만 짚어보자.

첫째는 다리를 꼬고 앉는 것이다. 직장이나 집에서 다리를 꼬고 앉는 것이 습관이 된 사람이 많다. 하지만 이는 골반을 한쪽으로 틀어지게 해 척추를 불안정하게 만들고 허리 디스크를 유발하는 대표적인 자세 중 하나다.

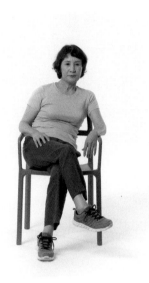

허리 건강을 망치는 다리 꼬기

　자주 다리를 꼬고 앉을수록 체중이 한쪽 엉덩이에 실려 몸의 중심이 한쪽으로 기울어지면서 골반이 틀어지고 척추도 휜다. 이때 척추측만증이나 휜 다리 같은 질환에 걸려 요통을 느낄 수 있다. 또 장시간 다리를 꼬고 있으면 내장 기관이 압박을 받아 '소화 장애'에 걸릴 수 있으며, 방광도 압박을 받아 '요실금'이나 소변을 자주 보는 '빈뇨'가 생길 수 있다. 그뿐만 아니다. 다리로 내려가는 하지 정맥이 제대로 순환하지 못해 다리가 붓거나 저리는 '하지 정맥류'를 유발할 수 있다.

따라서 가능하면 다리를 한쪽으로 꼬고 앉지 않도록 의식적으로 조심해야 한다. 이것이 어려울 경우 양쪽으로 번갈아서 다리를 꼬는 것이 좋다. 다리를 꼬는 자세뿐만 아니라 무릎을 너무 붙이거나, 다리를 벌리고 앉거나, 의자 위에 다리를 올리는 자세도 좋지 않다.

무릎을 너무 붙이면 골반이 앞으로 기울어지고, 다리를 너무 벌리고 앉으면 골반이 옆으로 벌어진다. 다리를 의자 위에 올리면 골반이 뒤로 기울어진다. 이 자세들은 결국 척추를 불안정하게 만들고 허리에 무리를 준다. 이보다는 허리 뒤에 쿠션을 받치거나 자주 일어나 골반과 허리 근육을 풀어주는 것이 척추 건강에 좋다.

가방을 한쪽으로 멜 때

평소 출근길에 핸드백을 들거나 시장이나 마트에서 장바구니를 들 때 어떻게 드는가? 가방을 한쪽으로 메는 경우가 대부분이다. 이 역시 많은 사람들이 습관처럼 하는 행동이다. 그러나 무거운 짐이나 가방을 한쪽으로만 들면 무게를 버티려고 메는 쪽 어깨가 올라가면서 척추도 한쪽으로 휘어지게 된다.

3장 · '틀어진' 습관이 당신의 허리를 죽인다

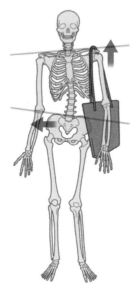

가방을 멘 쪽의 어깨가 올라가고 같은 방향으로 척추도 휘게 된다.

가방을 멘 쪽의 골반이 반대로 틀어져서 디스크가 튀어나오게 된다.

왼쪽으로 가방을 멜 때 신체 변화

왼쪽 어깨가 올라가면서 허리가 휘고 오른쪽 골반은 올라간 어깨를 보상하려고 바깥으로 빠진다.

한 조사 결과에 따르면 가방을 한쪽으로 짊어질 때 척추가 17도 가량 휘어진다고 한다. 이렇게 되면 어깨와 척추 모두 불균형을 이루면서 골반도 틀어져 허리 디스크가 생긴다.

한번은 오랫동안 왼쪽 골반에 통증이 있었다는 환자가 찾아왔다. 그 환자분을 검사하다가 왼쪽 어깨로만 가방을 메는 잘못된 습관이 골반을 틀어지게 만든 원인이라는 것을 밝혀냈다.

이분도 가방 메는 습관을 바꾸고 나서 통증이 많이 사라졌다.

가방을 들 경우 손이나 어깨를 바꿔가면서 가방을 메주는 것이 좋지만, 가방이 무겁고 오랜 시간 메고 있어야 한다면 백팩을 메는 것이 가장 좋다. 양 어깨에 무게가 분산되기 때문이다.

백팩을 멜 때는 내 몸과 가방이 한 몸인 것처럼 가방이 등에 딱 붙는 것이 좋다. 양쪽 가방끈의 길이가 다르거나 너무 길면 오히려 어깨와 척추에 무게가 실려 부담이 될 수 있다. 또 가슴이나 허리 부근에 있는 보조 끈을 채우면 척추에 부담을 줄여줄 수 있다. 가방의 무게 중심은 등을 숙였을 때 양쪽 날개 뼈 아래와 허리 사이에 있어야 한다.

미국이나 캐나다 소아학회에서 권장하는 백팩의 무게는 가방을 메는 사람 몸무게의 10~15% 미만이다. 몸무게가 50kg이면 가방의 무게는 7.5kg을 넘지 말아야 한다는 이야기이다.

가방의 무게가 인체에 미치는 영향에 대해서 2009년 〈스파인〉에 실린 연구 결과도 있다. 9~13세 어린이 8명에게 각각 4kg, 8kg, 12kg의 가방을 메고 서게 한 다음 MRI 검사를 실시했다. 가방이 무거울수록 척추가 감당해야 하는 부하가 커져 디스크가 더 납작하게 눌리는 결과가 나타났다.

한쪽만 많이 쓰면 골반이 틀어진다

한쪽으로 몸을 많이 쓰는 운동선수(축구, 태권도, 탁구 등)나 직장인(사무실에서 마우스로 컴퓨터 작업을 오래 하시는 분)들 중에 근육의 불균형으로 허리가 아파 병원을 찾는 사람이 많다.

어릴 때부터 태권도 선수 생활을 한 20대 초반의 여성분이 오른쪽 골반과 오른쪽 다리 저림이 심해 치료를 받으러 왔다. 왼발이 지지하는 힘과 균형은 정말 좋았지만 오른쪽 발로 지지하는 검사를 한 결과 왼쪽에 비해 엉망이었다. 오른쪽으로 발차기를 많이 하다 보니 오른쪽 골반이 빠지고 틀어져 근육이 항상 긴장되어 있었기 때문이다. 골반이 틀어지면 척추가 불안정해져서 디스크가 튀어나오게 된다.

"선생님 한쪽 다리와 팔이 저려 잠을 잘 수가 없어요."

한번은 40대 여성분이 찾아온 적이 있다. 10년간 사무직에 종사하면서 오른손으로만 마우스 작업을 7시간씩 했고 이제는 통증이 심해져 일상생활을 못할 정도가 되어서 치료를 받으러 온 것이다. 병력을 들어봤을 때 특이한 것은 한쪽 손만 사용했고 반대쪽은 거의 사용하지 않았다는 것이다.

한쪽 손이나 팔만 사용하게 되면 반대편 골반이 의자에 기대어 지지하게 되기 때문에 골반이 틀어져 척추에 무리를 준다. 이분에게는 양손을 모두 사용하게 했고 좌우 균형이 비슷해질 때까지 계속 반대쪽 운동을 시켰다. 그러자 좌우 균형이 맞춰지며 통증이 사라졌다. 양손, 양발을 사용하는 생활 습관이 허리 통증에서 벗어나는 지름길이다.

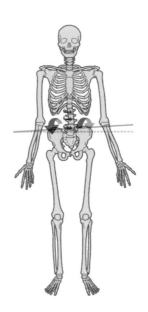

오른쪽 다리나 팔을 많이 써 왼쪽 골반으로만 지지했을 때
이 경우 무게가 왼쪽에 실리면서 왼쪽 골반은 뒤로, 오른쪽 골반은 앞으로 돌아간다. 허리는 왼쪽에서 오른쪽으로 돌아가 척추가 오른쪽으로 휜다.

　　　　　　　　　　　　　　3장 · '틀어진' 습관이 당신의 허리를 죽인다

구두 굽이 높을수록 허리 통증은 심해진다

여성들은 다리 라인이 예뻐 보인다는 이유로 하이힐을 신는다. 하지만 하이힐을 자주 신는 습관은 발 건강뿐 아니라 척추 건강에도 좋지 않다.

하이힐을 신으면 체중이 발 앞쪽으로 쏠리면서 발가락으로만 버티게 된다. 이럴 경우 발가락이 변형될 뿐만 아니라 발바닥 전체가 쉽게 피로해진다.

또 걸을 때 발바닥과 지면이 닿는 면적이 적기 때문에 닿으면서 받게 되는 충격을 골반이나 척추가 그대로 받게 된다. 척추가 불안정해지면 허리 디스크에 걸릴 확률이 높아진다. 뿐만 아니라 골반이 앞으로 기울어져 척추가 앞으로 많이 휘어지는 요추 전만증에 걸리기 쉽다.

하이힐 대신에 신발의 앞뒤가 고루 높은 통굽을 신는 경우도 많은데, 이 역시 허리 건강에 좋지 않다. 통굽을 신으면 하이힐보다 골반이 앞으로 덜 쏠리지만 지면에서 발바닥이 높이 떠 있기 때문에 넘어질까 봐 허리나 골반에 힘을 주고 걷게 된다. 그렇게 되면 근육이 긴장하고 골반이나 척추의 움직임이 잘 일어나지 않아 허리 디스크나 요통의 원인이 된다.

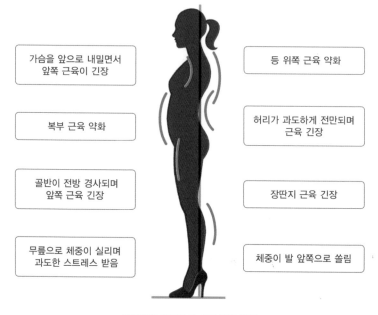

가슴을 앞으로 내밀면서
앞쪽 근육이 긴장

복부 근육 약화

골반이 전방 경사되며
앞쪽 근육 긴장

무릎으로 체중이 실리며
과도한 스트레스 받음

등 위쪽 근육 약화

허리가 과도하게 전만되며
근육 긴장

장딴지 근육 긴장

체중이 발 앞쪽으로 쏠림

하이힐을 신었을 때 신체 근육 변화

하이힐을 신어야 한다면 굽의 높이는 3~4cm 사이가 적당하며, 앞쪽 굽과의 차이가 1cm 이내여야 한다. 그래야 허리에 가는 부담을 줄일 수 있다.

또 뒤꿈치를 단단하게 감싸는 신발이 좋고 발바닥이 신발에서 뜨지 않도록 발등을 잡아주는 끈이 있는 것이 좋다. 그래야 발목 관절이 안정되어서 걸을 때나 서 있을 때 골반과 척추의 움직임에도 도움이 되고 허리 건강에 좋다.

지갑이 두꺼우면
골반은 더 많이 틀어진다

남성들이 뒷주머니에 지갑을 넣고 다니는 모습을 종종 보았을 것이다. 여성과 달리 가방을 잘 들고 다니지 않기 때문에 뒷주머니에 지갑, 휴대폰 등 소지품을 넣는 경우가 많은데, 이런 습관은 척추 건강에 치명적이다.

뉴욕의 척추 전문 박사 아니 앵그리스트(Arnie Angrist)는 "뒷주머니에 지갑을 넣으면 척추가 틀어져 몸의 비대칭이나 불균형을 초래한다."라고 말했다. 뒷주머니에 지갑을 넣으면 무게 중심이 반대쪽으로 기울고 이를 버티려 지갑을 넣은 쪽 허리와 등 근육을 더 많이 써서 척추가 지갑을 넣은 쪽으로 기울게 된다.

미국 브리지포트 대학 크리스 굿(Chris Good) 박사 역시 "지갑을 넣고 앉으면 척추가 휘어 허리 디스크가 손상될 가능성이 커진다."라고 경고했다. 지갑이 무겁고 두께가 두꺼울수록 골반에 가해지는 압력도 세져 골반이 앞으로 기울거나 더 많이 틀어지고 척추도 불안정해져 휘게 된다(물론 지갑이 얇고 가벼워도 뒷주머니에 오래 넣고 다니면 골반과 척추에 무리가 가는 것은 마찬가지다).

따라서 뒷주머니에는 지갑뿐만 아니라 휴대폰, 손수건 등 소

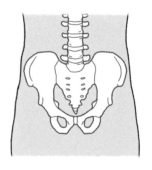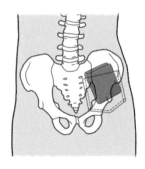

뒷주머니에 지갑을 넣었을 때와 넣지 않았을 때 비교

오른쪽 그림처럼 왼쪽 뒷주머니에 지갑을 넣으면 무게 중심이 오른쪽 골반에 실리고 무게를 버티려 왼쪽 허리를 쓰게 된다. 왼쪽의 정상적인 모습과 비교했을 때 골반은 틀어지고 척추도 왼쪽으로 휘게 된다.

지품을 넣지 않는 것이 좋고 가급적 손으로 들고 다니거나 가방을 들고 다니는 것이 낫다(뒷주머니뿐만 아니라 바지 앞주머니도 마찬가지다). 만약 이런 잘못된 습관이 지속되면 척추관협착증 같은 퇴행성 질환도 나타날 수 있다.

문제는
내장기의 압력이다

_____ 4

내장기 압력 조절의 핵심은 음식이다

척추 건강을 책임지는 내장기의 움직임

허리 디스크를 유발하는 중요 원인 중 하나로 강조하고 싶은 것이 '내장기의 움직임'이다. 잘못된 자세로 척추나 주변 근육을 긴장시키는 것만큼이나 내장기의 경직된 움직임 역시 척추 건강에 안 좋은 영향을 끼친다. 이는 내장기와 이를 둘러싼 공간의 구조적 특징과 관련이 있다.

내장기는 복막으로 둘러싸인 복부의 내부 공간, 즉 복강 안에 있다. 이 복강 안에 위장, 소장, 대장, 간장 등 소화 기관에 해당하는 내장기가 있는 것이다. 복강은 위로는 횡격막, 뒤쪽

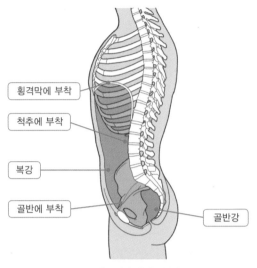

측면에서 바라본 복강

그림에서 주황색 공간이 복강이다. 위로는 횡격막, 뒤로는 척추, 아래로는 골반과 맞닿아 있어 척추의 움직임에 직접적인 영향을 끼친다.

으로는 척추, 아래쪽으로는 골반과 맞닿아 있다. 따라서 척추와 바로 닿아 있는 내장기의 움직임이 척추의 움직임에도 영향을 미치는 것이다. 내장기의 움직임이 줄어들면 척추의 움직임도 줄어들어 디스크에 영양분이 제대로 공급되지 않는다.

따라서 디스크 통증의 원인을 따질 때에는 내장기의 건강 상태도 꼼꼼하게 점검해야 한다. 특히 디스크를 집중적으로 치료해왔으나, 통증이 줄어들지 않는 환자일수록 더욱 그렇다.

4장 · 문제는 내장기의 압력이다

그렇다면 내장기의 움직임은 왜 안 좋아지는 것일까? 첫째로, '장기하수증'이 원인이 될 수 있다. 이는 장기에 관한 수술을 받았거나 병을 오래 앓게 되면 중력에 의해서 장기가 제자리를 유지하지 못하고 아래로 내려가는 증상을 말한다.

허리 디스크 진단을 받고 수술을 한 30대 남성이 여전히 허리가 아프고 다리가 저리다고 호소했다. 그러면서 "수술하고 나서 몸을 움직이지 않았더니 배가 더 나왔어요."라고 했다.

허리 디스크 환자가 배가 나온다는 것은 절대 있어서는 안 될 일이다. 배가 나왔다는 것은 단순히 체중이 증가해서 복부 지방이 늘어났다는 것만을 의미하지 않는다. 복부 안에 가스가 많이 차 압력이 높아졌다는 뜻일 수도 있기 때문이다.

배가 나오면서 체중이 앞으로 쏠리면 골반이 앞으로 기울어지게 되고 장기도 내려앉는 '장기하수증'에 걸리기 쉽다. 장기하수증은 장이 잘 움직이지 못하고 내장기에 가스가 많이 찼을 때 발병하기도 한다. 또한 이 경우 척추가 앞으로 기울어지는 전만증이 생기고 디스크에 가해지는 압력도 증가되어 디스크를 더 튀어나오게 만든다.

둘째, '내장과 다른 신체 기관과의 원활하지 못한 관계' 때문에 안 좋아질 수 있다. 쟝 피에르 바렐 물리치료사는 오랫동안 내장기가 제대로 움직이지 못하면 척추와 다른 근육, 골격에도 변화가 생긴다고 주장했다. 대표적인 것이 굽은 등이나 척추측만증이다. 장기의 움직임은 장기와 다른 기관들의 연결, 즉 근육과의 연결(간, 횡격막, 위장 등), 뼈대와의 연결(늑골, 척추, 골반), 내장기 간의 연결에 의해 결정된다는 것인데, 이런 연결 체제에 문제가 생기면 내장기가 제대로 움직이지 못하게 되고, 이것이 다시 척추에도 영향을 미친다는 것이다.

셋째, '내장기의 압력 변화'이다. 복강 내에 있는 내장기의 압력이 높아져 장기들이 제대로 움직이지 못하면, 척추에도 안 좋은 영향을 미친다. 내장기의 압력이 높아지는 까닭은 주로 복부에 가스가 차기 때문인데, 이는 소화가 안 되는 음식을 먹거나 불규칙한 식습관 때문에 그렇다. 따라서 내장기의 움직임을 집요하게 관찰하다 보면 안 좋은 식습관 역시 디스크 질환의 중요한 원인이 될 수 있음을 알 수 있다.

허리 통증으로 찾아오는 환자분들에게 "잘못된 식습관이 허리 통증의 원인이 됩니다."라고 하면 모두 처음 들어본 이야기라며 의아해한다. 하지만 식습관만큼 척추 건강에 영향을 주는 것도 없다는 사실이야말로 지금껏 디스크 분야를 연구하고 환자들을 치료해오면서 얻은 귀중한 연구 결과다. 따라서 이번

장에서는 이 부분을 상세히 설명하려고 한다.

결합 조직의 건강을 책임지는 음식

디스크가 튀어나오거나 터져서 체내 조직으로 재흡수될 때, 이 과정에서 '결합 조직'이 큰 역할을 한다. 결합 조직은 약 60조 개의 체내 세포들을 액체나 화학적인 형태로 바꿔 전기적 신호나 진동을 통해 서로 연결해준다. 이런 방식으로 디스크에 가해지는 부하도 견디게 하고, 디스크가 찢어졌을 경우 상처도 치료해준다.

뿐만 아니라 결합 조직은 척추가 움직이며 디스크에 영양분을 공급하는 과정에도 참여한다. 음식물을 통해 체내로 유입되어 용해된 영양소들을 디스크로 운반하는 것이다. 만약 결합 조직이 제 기능을 하지 못한다면 척추에도 영양분이 공급되지 못해 허리 건강을 망칠 수 있다.

이렇듯 중요한 결합 조직이 안정적인 상태로 잘 유지되는 데 '음식'이 결정적인 역할을 한다. 영양분을 공급해줄 뿐만 아니라 결합 조직이 제 기능을 하도록 돕기 때문이다.

그러나 현대인의 식습관을 들여다보면 지나치게 많은 양의

'산(pH)'을 섭취한다. 결합 조직이 산성화되면 세포벽의 성분이 변할 뿐만 아니라 세포막의 투과성마저 떨어져 체내에 영양 공급이 잘되지 않는다. 그렇게 되면 디스크에도 영양분이 공급되지 않아 병이 들거나 딱딱해지거나 약해져 쉽게 찢어지게 된다. 또 찢어진 디스크를 체내로 재흡수시키는 능력도 떨어져 염증이 증가하게 되고, 디스크의 형태 역시 점점 파괴되어 퇴행성 디스크가 진행되면 척추 건강은 더욱 악화된다.

따라서 산도가 높은 음식(육류, 카페인, 튀긴 음식, 매운 음식, 알코올, 가공식품, 탄산음료 등)은 척추 건강을 위해 섭취를 삼가야 한다. 그리고 염증을 줄이고 산성화된 조직을 중화시킬 수 있는 음식물을 섭취해주는 것이 좋다.

단, 여기서 명심해야 할 것은 척추 건강에 좋은 음식을 먹는 것도 중요하지만, 장에 나쁜 영향을 주는 음식을 먹지 않는 것이 더 중요하다는 점이다. 그렇다면 내장기와 척추 건강을 망치는 음식, 우리가 반드시 피해야 할 '나쁜 음식'이 무엇일까?

디스크를 망가뜨리는 음식은 따로 있다

내장기 근육을 긴장하게 만드는 카페인

커피는 일상에 지친 현대인들에게 없어서는 안 될 기호 식품이다. 과도한 업무량과 수면 부족으로 지쳐 있을 때 커피 한 잔은 보약과 같다. 커피를 많이 섭취하면 몸에 안 좋다는 걸 모두가 알면서도 쉽게 끊지 못하는 이유가 바로 여기에 있다.

하지만 허리 통증과 디스크로 고통받는 사람이라면 아무리 커피가 좋아도 반드시 끊어내야 한다. 또한 녹차, 홍차, 콜라, 초콜릿 등 카페인이 다량 함유된 음식도 되도록 피해야 한다. 이런 음식을 과하게 섭취하면 척추에 칼슘이 제대로 흡수되지 못할뿐더러 소변을 통해 칼슘이 몸 밖으로 빠져나간다. 무엇보다 카페인은 체내의 장기가 민감하게 반응하도록 유도하는데, 이 과정에서 내장기와 이를 둘러싼 복강에 가스가 찰 수 있다.

허리 통증의 근본 원인을 밝히는 데 평생을 바친 운동 의학 전문의 토드 시네트(Todd Sinett) 박사는 카페인을 과도하게 섭취하면 스트레스에 반응하는 호르몬인 '코르티솔(cortisol)' 수치가 증가한다고 했다. 이는 혈당을 높이고 면역 체계를 약화시킬 뿐 아니라 우리 몸이 계속 스트레스를 받는 상황에 처한 것처럼 유도하여 근육을 긴장시킨다. 그렇게 되면 내장기 근육은 물론 척추 주변 근육이 경직되어 척추의 움직임이 줄어들게 되고 허리 디스크에도 나쁜 영향을 미친다.

허리 통증이 있다면 카페인을 '절대' 섭취해서는 안 되지만, 통증이 없고 단순히 디스크를 예방하는 차원에서 관리하고 싶다면, 하루 섭취 권장량을 따르면 된다. 카페인 하루 권장량은 300mg 정도이다. 250ml짜리 일반 종이컵을 기준으로 아메리카노 한 잔에 평균 137mg의 카페인이 들어 있는데, 하루 3잔 이하로 섭취하면 된다.

디스크 염증 수치를 높이는 소금

허리 통증을 느끼는 사람이라면 카페인뿐만 아니라 소금 섭취량도 줄여야 한다. 뼈의 칼슘을 배출시키기도 하지만 소금의 짠 성분을 희석시키고자 디스크와 주변 조직들이 수분을 끌어당겨 디스크에 물이 차기 때문이다.

디스크가 찢어지거나 튀어나와 척추 주변의 신경을 누르면 염증이 생기고 디스크 주변 조직들도 붓게 된다. 이런 상태에서 음식을 짜게 먹으면 몸이 더 많은 수분을 찾는다. 몸에 수분이 많아지면 정상적인 대사 활동을 하지 못하게 되고, 튀어나온 디스크를 신체 조직에 재흡수시키는 순환 능력도 떨어져 염증이 심해진다.

세계보건기구(WHO)가 권장하는 소금의 하루 섭취량은 5g이다. 우리나라는 6g을 권장하고 있지만 실제로 하루 평균량이 15~20g을 웃돌 만큼 많다. 따라서 외식은 물론 집에서 밥을 먹을 때도 약간 싱겁게 먹는 것이 좋다.

소금을 적게 섭취하면 좋겠지만, 칼륨을 섭취해 나트륨이 체외로 빠져나가 부종이 생기는 것을 방지하는 것도 좋은 방법이다. 칼륨 함량이 높은 식품으로는 고구마, 늙은 호박, 단호박,

고춧잎, 근대, 머위, 물미역, 미나리, 부추, 쑥갓, 시금치, 아욱, 양송이, 죽순 등이 있다. 평소 이러한 음식을 즐겨 먹는 것도 척추 건강을 지키는 비결이다.

척추 수명을 앗아가는 담배와 술

만병의 근원이라고 알려진 담배는 척추 건강에도 좋지 않다. 담배에 함유된 니코틴은 혈관을 수축시켜 척추로 가야 할 영양분과 산소 공급을 차단한다. 또 척추의 칼슘을 감소시켜 미세한 골절이나 압박 골절의 원인이 되기도 하며, 척추 주변 조직에도 혈액을 원활하게 공급하지 못하게 하여 허리 주변 근육의 근지구력과 근력을 약하게 만든다. 이는 디스크를 유발함은 물론 허리 통증을 악화시킨다.

미국의 존스 홉킨스 대학에서는 52년간 1,300명의 의대생들과 함께 '척추에 문제를 일으키는 원인'에 대해 연구해왔다. 그 결과, '흡연, 고혈압, 과도한 콜레스테롤'이 척추에 통증을 일으키는 원인으로 꼽혔다. 그중에서도 특히 '흡연'이 가장 안 좋은 영향을 끼친다고 밝혔다. 실제 흡연을 하는 대부분의 사람들이 허리 통증을 호소했으며, 이들에게 허리 디스크가 발생

할 가능성이 비흡연자에게 생길 가능성보다 84%나 높게 나타났다.

미국 미니애폴리스 헤네핀 카운티 병원 정형외과의 제프리딕 박사가 '환자의 척추 수술과 흡연의 상관관계'에 대해 조사한 결과를 보더라도, 비흡연자나 척추 수술을 받고 난 다음 담배를 끊은 사람들은 수술 성공률이 86%인 반면 흡연자의 수술성공률은 58%로 나타났다.

이는 척추 수술 후 뼈가 잘 붙어야 하는데 니코틴이 뼈를 붙게 하는 진액이 나오는 것을 방해하기 때문에 그런 것이다. 따라서 디스크나 요통 환자에게 금연은 선택이 아니라 필수이다. 담배에 함유된 니코틴뿐만 아니라 일산화탄소 역시 척추 건강을 악화시키는 주범이다. 혈액 안에 있는 적혈구와 산소의 결합을 방해해 체내에 산소가 부족해지는 현상이 발생하는데, 이때 척추에도 제대로 된 산소와 무기질, 영양 공급이 이뤄지지않아 퇴행성 디스크가 더 빨리 진행된다.

흡연을 할 경우, 또 하나의 문제는 '만성 기침'이다. 이는 복부 안과 디스크의 압력을 갑작스럽게 높여 자칫 잘못하면 디스크가 파열될 수도 있다.

담배뿐만 아니라 술도 허리 건강에 좋지 않다. 술 또한 디스크에 수분과 영양분이 공급되는 것을 방해하기 때문이다. 특히 알코올 성분을 분해하기 위해 체내에서는 많은 양의 단백질이 사용되는데, 이때 근육이나 인대로 가는 단백질 양이 줄어들어 뼈, 근육, 인대가 모두 약해진다.

디스크는 항상 말랑말랑한 젤리 상태를 유지해야 앉거나 서 있을 때, 물건을 들 때, 허리에 가해지는 부하를 견딜 수 있다. 하지만 술로 인해 수분이 부족해지고 주변 근육이나 인대가 약해지면 퇴행성 디스크가 더 빨리 진행된다.

또 디스크로 영양분이 제대로 공급되지 않아 디스크 공간이 좁아지고, 디스크가 쉽게 찢어지거나 염증이 생길 수 있다. 따라서 통증 없이 건강한 척추를 갖고 싶다면, 백해무익한 담배와 술을 반드시 끊길 바란다.

내장기의 움직임을 약화시키는 찬 음식

운동하고 난 다음이나, 날이 더울수록 차가운 음료가 생각난다. 시원하게 한 모금 마시고 나면 속까지 시원해지는 느낌이 들기 때문이다. 하지만 이것이 척추 건강을 망친다는 것을 알고 있는가?

여름에 땀을 흘리거나 몸에 열이 날 때 우리 몸은 이러한 변화에 자동적으로 반응하는데, 이 과정은 보통 자율신경계가 담당한다. 특히 몸에 열이 나면 자율신경 중에서도 교감신경이 항진되고 내장기의 기능을 담당하는 부교감신경이 저하된다.

덥거나 몸에 열이 나거나 화가 나서 긴장하면 그만큼 장기도 제 기능을 하지 못하게 되는 것이다. 이때 숙면을 취하지 못하고 스트레스를 받으면 근육은 더 많이 긴장하고 소화 장애, 배변 활동에도 이상이 생긴다. 이럴 때 갑자기 차가운 음식을 먹게 되면 내장기 근육이 딱딱해진다.

또한 사람은 정상 체온인 36.5도에서 장의 연동 운동이 잘 일어나고 소화 효소가 잘 분비되는 법인데, 찬 음식을 먹어 체내 온도가 떨어지면 그만큼 소화 효소도 잘 작동하지 못해 소화 기능이 떨어진다. 내장기의 온도가 10도 내려가면 소화 효소는 절반으로 줄어든다. 차가운 냉커피를 마시는 순간 위장이나 소장의 소화 효소들은 8분의 1로 감소하게 된다.

장의 연동 운동과 소화 효소의 기능이 떨어져서 소화를 못하게 되면 그 음식물들이 장에 오래 머물게 된다. 이때 음식물이 부패되면서 가스가 차게 되고, 변비나 설사를 유발함은 물론 내장기의 움직임이 줄어들어 척추에도 나쁜 영향을 끼친다.

따라서 더울수록 체내 온도에 맞는 음식, 따뜻한 음식을 섭취해야 내장기의 기능이 좋아지고 척추 건강에도 도움이 된다.

괄약근을 예민하게 하는 음식

괄약근은 항문에만 있는 것이 아니라 장기의 중간중간에도 있다. 우리가 음식을 섭취하면 곳곳의 괄약근들은 입에서 항문을 지나 체외로 배설될 때까지 음식물이 역류하지 않도록 막는 역할을 한다.

가끔 우리가 음식을 빨리 먹거나 스트레스를 받아 제대로 인지하지 못하고 먹을 때, 상한 음식물을 먹을 때, 체했을 때 구토나 설사를 통해 체외로 빨리 배출시키는 것 역시 괄약근이 하는 일이다. 만일 괄약근이 제 기능을 하지 못하면 장 전체의 기능이 떨어져 척추 움직임이 줄어들고 허리 통증도 심해진다.

이러한 괄약근이 특정한 음식에 과민하게 반응하는데, 바로 오렌지, 와인, 커피, 초콜릿 같은 것들이다. 이런 음식들은 소화액의 분비를 과하게 촉진시켜 괄약근이 제 기능대로 움직이지 못하게 만든다. 이로 인해 장내 음식물이 역류하거나 새어 나오게 된다.

4장 · 문제는 내장기의 압력이다

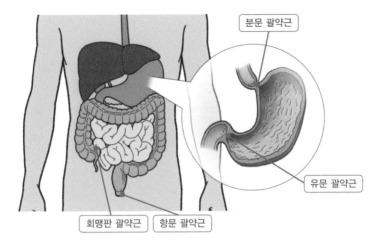

내장기 사이의 괄약근
위장이 시작되는 부근에는 분문 괄약근, 위장의 끝부분에는 유문 괄약근, 소장과 대장의 연결부에는 회맹판 괄약근, 항문의 끝에는 항문 괄약근이 있다.

따라서 내장기의 괄약근을 긴장시키는 음식을 자주 먹는 식습관을 바로 고쳐야 소화 장애에 걸리지 않고 내장기의 기능도 좋아진다. 특히 장이 좋지 않거나 허리 통증이 있을 때는 괄약근을 긴장시키는 음식을 반드시 피해야 한다.

소화 잘되는 음식이
척추를 살린다

변비를 해소해 내장의 압력을
낮춰주는 식이섬유

허리 통증으로 고생하는 환자분들에게 척추 건강을 해치는 음식을 피해야 한다고 이야기할 때 꼭 이런 질문을 다시 받는다. "선생님, 그럼 어떤 음식을 먹어야 하나요?" 허리 통증을 완화시키려면 내장을 건강하게 만들어주는 음식, 특히 내장기의 압력을 높이지 않는 것을 먹는 게 좋다. 여러 영양소를 골고루 섭취하는 것도 중요하지만 디스크와 허리 통증에 한하여 답하면 그렇다.

특히 소화가 잘되고 우리 몸 안에 쌓인 노폐물을 밖으로 잘 배출해주는 음식이 좋다. 소화가 잘되지 않으면 몸 안에 음식이 부패하여 내장의 압력이 높아진다. 몸 안에 노폐물이 쌓인 경우도 마찬가지다. 변비가 있어 몸 안에 노폐물이 쌓이면 몸에 좋은 유산균의 수는 줄어들고 몸에 나쁜 유해균 수가 늘어난다. 그러면 내장에 가스가 차고 이 가스로 인해 내장의 압력이 높아진다.

내장의 압력이 증가하면 내장의 움직임이 줄어들뿐더러 내장을 싸고 있는 복강의 압력도 높아진다. 복강은 척추와 맞닿아 있기 때문에, 척추 역시 잘 움직이지 못하게 된다. 그러면 디스크에 영양분이 공급되지 않아 병이 들고 결국은 찢어지거나 뒤로 튀어나오게 되는 것이다.

유산균이 증식하도록 먹이가 되어주면서 소화가 잘되고 노폐물을 잘 배출해주는 데 가장 효과적인 것이 '식이섬유'다. 식이섬유는 변비 환자에게 특효약과 같은 영양소이다. 식이섬유가 풍부한 음식으로는 시금치, 부추, 셀러리, 근대, 양배추, 등 각종 채소와 통곡물, 고구마, 미역, 사과, 참깨, 표고버섯 등이 있다. 이 중 시금치, 표고버섯, 미역, 양배추는 끓는 물에 살짝 데쳐서 먹어야 체내에서 소화가 잘된다.

그러나 아무리 좋다고 해도 과하게 섭취하는 것은 금물이다. 식이섬유를 하루 권장량보다 많이 먹으면 섬유질이 장을 막아 소화를 방해한다. 특히 물을 마시지 않고 식이섬유를 섭취하면 장에 가스가 차서 장운동에 방해가 되어 설사, 구토, 복부 팽만, 두통 등의 부작용이 생길 수 있다.

그러면 얼마나 먹는 것이 적당할까? 세계보건기구에서는 성인 기준 식이섬유 하루 섭취량을 27~40g으로 권장하고 있으며, 한국영양학회에서는 20~25g으로 제한하고 있다. 또 어린이는 성인보다 절반 정도 적게 먹는 것이 좋다. 한국영양학회 기준에 따르면 1~2세는 10g, 3~5세는 15g, 6~11세는 15~20g이 적당하다.

우리가 자주 먹는 음식 몇 가지로 예를 들면, 100g을 기준으로 양배추에는 8.1g, 찐 고구마 3.8g, 미역 37.9g, 표고버섯 43.4g, 참깨 11.5g, 사과 1.6g, 시금치 2.3g, 귀리 2.4g, 현미 2.9g, 백미에는 0.7g 정도의 식이섬유가 포함되어 있다. 이를 참고하여 적정량의 식이섬유를 매일 섭취하면 장 건강뿐 아니라 허리 통증에서 벗어나는 데도 도움이 된다.

장 건강에 좋은 최고의 음식

평소 가공식품이나 육류 위주로 식사를 한다면 장에 유해균이 증식하게 된다. 동물성 단백질(소고기, 돼지고기, 닭고기, 달걀이나 우유에 들어 있는 단백질)은 유해균의 가장 좋은 먹이가 되기 때문이다. 이렇게 되면 독소나 노폐물이 과하게 생기면서 내장이나 복강에 가스가 차고 압력이 높아진다. 이때 장내 유익균에 해당하는 유산균이 많다면 소화 촉진에 큰 도움이 된다. 유산균의 양질을 좋게 하려면 체내에 먹이가 많아야 한다.

유산균의 먹이를 총칭해서 '프리바이오틱스'라고 하는데 이 일종인 '이눌린'이 우엉에 많다. 이눌린은 다시 장에서 프락토올리고당으로 분해되어 장내 연동 운동을 촉진하며 유산균을 활성화시킨다. 아무리 유산균을 많이 챙겨 먹더라도 유산균의 먹이가 부족하다면 몸에 유해균이 많아진다.

우엉을 먹을 때에는 껍질째 먹는 것이 좋다. 껍질에 항산화 성분이 많기 때문이다. 또 요리할 때 갈변 현상이나 떫은맛을 없애기 위해 물에 담가두는 경우가 있는데, 우엉은 수용성 성분이 많기 때문에 오래 담가두면 좋은 성분이 빠져나간다. 흐르는 물에 껍질만 깨끗하게 세척하여 먹는 것을 추천한다.

많은 사람이 껍질을 깎아내고 조림을 하거나 물과 함께 끓여서 '차'의 형태로 마시는데, 이것도 효과가 있지만 우엉의 좋은 성분을 다 섭취하려면 껍질까지 그대로 잘게 잘라 밥을 할 때 함께 넣고 쪄서 먹는 것이 가장 좋다.

간혹 몸이 찬 사람들의 경우 우엉을 먹지 말아야 한다고 알려져 있는데, 이는 오해다. 우엉은 그 자체로 차가운 성질의 음식이라기보다는 '몸 안에 있는 열을 내리고 염증을 줄여주는' 항염증의 효과가 있는 음식이다. 만약 우엉을 먹고 설사를 한다면 처음에는 적게 먹다가 서서히 양을 늘리면 된다.

우엉에는 항염증과 항균에 효과적인 '탄닌(tannin)'이라는 물질도 들어 있다. 탄닌은 장의 점막을 보호해주는 역할을 하여 장 기능이 떨어지거나 장염 증상이 있을 때 이를 완화시켜준다.

이처럼 주변에서 손쉽게 구할 수 있는 우엉을 통해 체내 유산균의 양을 늘리고 몸 안의 열을 내려주면 소화가 잘되고 복부 압력이 감소되어 건강한 장을 유지할 수 있다. 건강한 장은 곧 척추 건강과도 연결되니, 오늘부터라도 가족과 함께 우엉밥을 먹어보는 것이 어떨까.

유산균과 비타민C는 환상의 복식조

유익균을 증가시키는 가장 좋은 방법은 '유산균'과 '비타민C'를 같이 섭취하는 것이다. 장내 손상된 세포에 의한 염증 반응 때문에 장 기능이 나빠져도 유해균이 많아진다. 이때 비타민C를 섭취해서 염증을 가라앉히고 같이 유산균을 섭취한다면 장내 유익균이 많아지면서 소화도 활발해져 가스가 차지 않는다. 또 복강의 압력이 줄어 척추에 붙어 있는 복강막의 탄력성도 좋아져서 척추의 움직임도 잘 일어난다.

유산균은 발효 음식인 김치나 치즈, 동치미 등을 통해서 섭취할 수도 있지만 복부 팽만과 허리 통증이 있는 경우라면 음식만으로는 부족하다. 장내 압력이 높고 장 기능이 안 좋기 때문에 일반인보다 유산균의 양이 더 많이 필요해서다. 이때 유산균 제제를 복용하면 좋다. 대장에 좋은 '비피더스균(bifidobacteria)'이 많이 들어 있거나 소장에 좋은 '락토바실러스균(Lactobacillus)'의 비율이 높은 유산균 제제를 섭취하는 것이 허리 통증에서 벗어나는 데 도움이 된다.

비타민C가 항산화 물질이라는 것을 모르는 사람은 없을 것이다. 비타민C는 손상된 세포를 보호하고 항산화 효소의 농도를 증가시키는 역할을 한다. 손상된 세포에 의한 염증 반응 때문에 혈관이 막히거나 손상을 입게 되었을 때 비타민C가 손상된 혈관 벽의 염증 반응을 좋아지게 만들어 건강한 혈관을 유지할 수 있다.

서울대 의과대학 이왕재 교수의 《비타민C가 보이면 건강이 보인다》에서도, 비타민C가 장내 세포의 손상에 의한 염증 반응을 좋아지게 해서 유해균을 없애주고 장내의 가스 제거와 장 점막 보호에도 매우 효과적이란 내용이 나온다. 인간은 동물과 달리 조미료, 인공 색소, 유전자 조작 곡물, 동물성 단백질을 많이 먹고 살기 때문에 대장에 있는 균이 오염되면서 유해균이 늘어난다. 따라서 유해균을 없애주는 비타민C의 섭취가 반드시 필요하다.

비타민C의 경우 우리 몸이 자체적으로 만들어내지 못하기 때문에 음식이나 비타민 제제를 섭취해야 얻을 수 있다. 과일, 채소 등에 포함되어 있으며 양배추, 감자, 고추, 파프리카, 키위, 사과, 딸기, 감귤 등을 섭취하면 된다.

미국식품영양위원회에 따르면 성인의 하루 비타민C 권장량은 여성이 75mg, 남성이 90mg이다. 세계보건기구에서는 성인의 일일 섭취량을 45mg, 임신 중인 여성은 55mg, 수

유 중인 여성이나 노인은 70mg로 권장한다. 한국영양학회는 100mg을 권장하고 있지만 하루 최대 2000mg을 넘기지 않아야 한다. 공복에는 복용을 피하고 식사 후에 섭취하는 것이 좋다. 또 복용한 다음에도 물을 충분히 마시는 것이 좋다.

비타민은 빛에 노출되면 빠르게 산화하기 때문에 밀봉된 경우가 아니면 직사광선을 피해서 보관해야 한다. 꾸준하게 복용하면 오염된 균 때문에 장내에 찬 가스를 없앨 뿐 아니라 대변에서 악취가 나는 것도 막을 수 있으니, 매일 한 번씩 섭취할 것을 권한다.

허리 염증을 줄여주는
3대 항산화 영양소

항산화 물질이 함유된 채소나 과일을 먹으면 염증으로 인한 통증 완화에 도움이 된다. 염증으로 인해 활성 산소(유해 산소)가 많아지면 혈액 순환이 잘되지 않아 통증을 느끼게 되는데, 항산화 물질이 체내에 흡수되면 활성 산소를 제거하여 염증 조직을 없애준다.

대표적인 3대 항산화 영양소는 '비타민'과 '미네랄', '폴리페놀'이다. 비타민의 경우 앞서 이야기한 비타민C와 더불어 '비타민E'를 함께 섭취하면 항산화 작용이 상승하여 더 좋다. 비타민E는 안티에이징에도 효과적이며, 주로 식물성 기름이나 견과류를 섭취해서 얻을 수 있다.

항산화 영양소 중에 활성 산소를 가장 잘 제거하는 것이 '미네랄'이다. 미네랄의 일종인 '셀레늄'은 마늘, 현미, 보리, 귀리 등을 섭취해서 얻을 수 있다. 또 다른 미네랄 성분인 '아연'은 굴, 새우, 게에 풍부하게 들어 있다. 양배추나 브로콜리에는 '설포라판'이라는 미네랄 성분이 들어 있다.

마지막으로 '폴리페놀'은 식물이 스스로 보호하기 위해 만든 방어 물질이다. 특히 항염, 항산화, 항암 등에 효과적이다. 폴리페놀의 일종인 '이소플라본'은 항산화 효과에 탁월하며 주로 '콩'에 많이 들어 있다. 또 다른 폴리페놀의 한 종류인 '퀘르세틴'은 염증 제거에 효과적이며 양파, 사과, 고구마에 많이 들어 있다. 또한 퀘르세틴은 주로 껍질에 많이 있어서 함유된 음식을 먹을 때 껍질째 섭취하는 것이 좋다.

허리를 망가뜨리는
5가지 식습관

먹는 것만 바꿔도 디스크 고친다

재활 운동을 하러 송도에서 찾아오시는 70대 어머님이 있다. 2시간 가까이 대중교통을 타고 와야 할 정도로 먼 거리인데, 어머님은 추운 날이든 더운 날이든 한 번도 빠지지 않고 오신다. 열심히 재활에 힘쓰시는 모습을 보면 그저 고마울 따름이다.

그런 어머님의 경우에도 재활 운동 초기에는 통증의 원인을 알아내는 데 어려움이 있었다. 어머님은 척추 전문 병원에서 시술을 한 번 받았는데 한 달이 지나고 나니 허리 통증이 재발했다. 허리가 계속 아프다 보니 바닥 쪽으로 허리가 굽고 걷는 것도 너무 힘들다고 하셨다.

그러나 특이한 것은 병원에서 진단받은 엑스레이와 MRI 검사 결과 소견을 보면 연세에 비해 척추가 건강하다는 것이었다. 뼈의 퇴행성 변화도 심하지 않았다. 평소 언제 허리가 아픈지 여쭤보니, 통증이 지속되는 것이 아니라 간헐적으로 아프다고 하셨다. 실제 어머님이 센터로 운동하러 오실 때도 어떤 날은 얼굴빛이 좋았고 어떤 날은 창백했다.

하루는 완전히 허리가 굽은 채로 오셔서 다시 이유를 여쭤봤다. "어제 새로 담근 김치를 맛봤어요. 다른 날과 달랐던 건 그것밖에 없었는데 저녁때부터 식은땀이 나더니 설사를 하고 배속이 무겁고 속이 계속 쓰리더라고요. 예전에도 매운 김치를 먹고 허리가 아파 3일 동안이나 고생한 적이 있었는데…."

순간 나는 몸을 분석하는 프로파일러 정신이 발동했다. 그리고 좀 더 정확한 원인을 찾기 위해 어머님께 식습관에 대한 질문을 계속했다. 꼬리에 꼬리를 물며 질문을 하다 보니 어머님과의 대화에서 잘못된 식습관에 대한 힌트를 얻을 수 있었다.

첫째, "몸살이 나거나 피곤할 때 음식을 먹고 나면 허리가 너무 아파요."

둘째, "겉이 까끌까끌한 채소를 날것으로 먹거나 과일을 한

조각이라도 먹은 날에는 꼭 2~3일씩 허리가 아파요.”

셋째, “바쁘다 보니 끼니를 거를 때가 많았어요. 허기가 지니까 밥을 먹을 때 급하게 먹거나 늦은 저녁에 과식을 하는 경우가 많았지요.”

넷째, “덥거나 추울 때 음식을 먹고 나면 허리가 더 쑤셔요.”

다섯째, “나이가 들면 여행할 때도 든든하게 먹어야 기운이 나지 않겠어요? 그러다 보니 어디를 가도 항상 많이 먹었죠.”

혹시나 하는 마음은 확신으로 바뀌었고, 마지막으로 1가지를 더 여쭤봤다.

“어머니, 혹시 평소에 위가 좀 안 좋지 않으세요? 위내시경 받아보신 적 있나요?”

“네, 내시경 검사를 하니까 위장 벽이 너무 얇아졌다고 그랬나…. 위장이 안 좋다고는 하더라고요. 음식도 조심하라고 하고…. 하여튼 원래 소화가 안 돼요.”

그 말까지 듣고 나자 나는 어머님께 자신 있게 말씀드렸다.

“드디어 원인을 찾았습니다, 어머님. 평소 식습관에 문제가 있었네요. 그러다 보니 소화 장애가 생기고… 소화 장애와 허리 통증은 관계가 아주 깊거든요.”

“네?”

어머님은 내 이야기를 들으면서 음식을 먹고 소화가 잘 안 되면 컨디션이 안 좋아서 그런 것이라고 생각했지, 이것이 허리를 아프게 하는 원인이 될 것이라고는 전혀 생각하지 못했다고 하셨다. 나는 어머님이 말씀하신 잘못된 식습관에 관한 5가지 이야기를 하나하나 짚어가며 그 이유를 설명해드렸다.

"몸이 힘들면 소화 기관도 같이 약해져요. 그러면 우리 몸에서 음식물을 부수고 소화시키려고 만들어내는 소화 효소도 분비가 잘 안 되지요. 소화를 못 시키면 배 속에 가스가 계속 차고 장기나 척추가 제대로 못 움직여서 허리가 더 아프게 됩니다.

어머님처럼 소화 기관이 약한 분들은 채소나 과일도 그냥 드시면 안 돼요. 잘게 잘라서 드시거나 약간 익혀서 드시는 게 몸에는 부담이 덜 되거든요.

그리고 몸 안에 내장도 소화시켜서 밖으로 내보내기까지 일정한 시간이 필요하기 때문에 음식의 양과 섭취하는 시간이 일정한 게 좋아요. 갑자기 많은 양의 음식을 한꺼번에 밀어 넣으면 몸에서 분비하는 소화액으로 이것을 다 소화시키기가 어려워지죠.

그리고 날씨가 덥거나 추우면 온도 변화에 따라 내장의 움직임도 약해져요. 그러면 소화 효소가 잘 분비되지 못하고, 소화시키려고 운동하는 움직임도 잘 일어나지 못하게 되는데, 그러다 보면 소화 장애가 생기는 겁니다. 덥다고 너무 차가운 음식을 드시거나 소화가 잘 안 되는 음식을 드시면 더 나빠져요.

여행을 하실 때 기운이 없을 정도로 굶으면 안 되지만, 어머님처럼 소화 기관이 약할 경우 속을 좀 비우고 여행하시는 게 더 좋아요. 특히 차 안에 오래 계셔야 할 경우, 가만히 앉아 있기만 하면 소화가 더 안 되니까 드시던 것보다 조금 적게 드셔야 허리가 덜 아프실 거예요."

이 말을 토대로 어머님은 식습관을 완전히 바꿨고, 센터에서 척추 움직임 운동을 열심히 하시더니 지금은 허리를 잘 펴고 다니신다. 운동하러 문을 열고 들어오실 때마다 낯빛이 항상 밝아서 덩달아 나까지 기분이 좋아진다.

허리 통증이 있는 분들 중 어머님과 같은 식습관을 가지고 있다면, 반드시 고치려고 노력하길 바란다. 특히 소화가 잘되어야 척추도 잘 움직이고 허리 통증도 없어진다는 사실, 하나만 꼭 기억하시라. 그 순간 어머님처럼 허리를 펴고 건강하게 생활할 수 있다.

배가 불어나면 통증도 불어난다

과식도 사람들이 가장 많이 저지르는 잘못된 식습관 중 하나다. 직장인들 같은 경우 회식할 때 자주 과식하게 되며, 맛있고 특이한 먹거리에 대한 정보가 전보다 워낙 많아지다 보니 외식도 잦아져서 그런 것 같다. 또 스트레스를 받을 때 먹는 것으로 풀려는 욕구도 한몫한다.

그러나 문제는 스트레스를 받게 되면 몸이 경직되어 내장의 기능이 떨어진다는 것이다. 이때 과식까지 하게 되면 소화가 더 안 돼서 내장에 가스가 많이 차게 되고 척추의 움직임도 안 좋아진다. 이런 증상을 '기능성 소화 불량(functional dyspepsia)'이라고 한다. 상태에 따라 여러 진단명이 붙는데, 신경성 위염, 스트레스성 위염, 소화 불량, 만성 체증, 담적이라고도 불린다. 건강보험심사평가원 웹진인 〈건강나래〉에 따르면 한 해 기능성 소화 불량으로 병원을 찾는 환자가 62만 9,570여 명이나 된다고 한다.

한꺼번에 많은 양의 음식을 섭취하면 장에 과부하가 걸린다. 소화 리듬도 깨질뿐더러 늘어나고 수축하길 반복하는 장기의 연동 운동 기능에도 문제가 생긴다. 내장과 척추는 서로 맞닿아 있기 때문에 내장 기능이 떨어지면 척추도 안 좋은 영향을 받을 수밖에 없다.

과식을 하지 않으려면, 음식을 적정량으로 먹는 식단 조절도 필요하지만 무엇보다 제때 식사하는 것이 중요하다. 특히 늦은 시간에 식사하는 것은 피해야 한다.

소화 장애가 없는 사람도 식사를 하고 소화를 시키는 데 몇 시간이 걸린다. 하물며 장 기능이 떨어진 사람이라면 더 오래 걸릴 것이다. 갑자기 많이 먹거나 늦게 먹고, 바로 누워 잠을 자면 소화 불량을 일으키기가 더 쉽다.

〈뉴욕타임스〉에 따르면, 저녁 식사는 8시 이전(또는 잠들기 3시간 전)에 마치는 것이 좋으며, 과식을 피하기 위해서는 아침, 점심 식사를 거르지 않는 것이 도움이 된다. 요즘 많은 사람들이 바쁘다는 이유로 아침을 거르고 점심은 급하게 때우는 경우가 많은데, 그렇기 때문에 저녁에 과식을 하게 되는 것이다. 따라서 제때 허기를 달래주는 것이 무엇보다 중요하다.

허리 통증을 느끼면서 기능성 소화 불량도 앓고 있다면 올바른 식습관과 식이요법은 필수다. 앞서 이야기한 피해야 할 음식이나 기호 식품 중 특히 술, 담배, 탄산음료는 금물이다. 소화가 잘 안 되면 탄산음료를 마시는 사람들이 많은데, 이는 오히려 소화 불량을 악화시킨다. 장기 괄약근의 기능을 떨어뜨리고 소화 효소 분비를 촉진시켜 속이 쓰리거나 소화 장애를 더 심하게 일으키기 때문이다.

또한 맵고 자극적이며 지방이 많이 함유된 음식도 피해야 한다. 장의 움직임이 빨라지거나 느려져서 복부에 가스가 찰 수 있다. 그리고 국에 밥을 말아서 먹는 식습관도 고쳐야 한다. 이렇게 먹으면 소화액이 물(국의 수분)에 희석되기 때문에 소화 장애가 일어난다.

소화가 안 되고 내장기의 건강을 망치는 음식을 피하라. 음식은 천천히 오래 씹어 먹어라. 늦은 저녁에 식사하는 것을 피하라. 일정한 시간에 규칙적으로 식사하는 습관을 들여 과식을 막아라. 이것이 생활화되어야 기능성 소화 불량으로부터 벗어날 수 있다. 이 근본 원인을 해결해야 장기적으로 봤을 때 허리 통증을 없앨 수 있고 디스크도 고칠 수 있다.

진짜 통증과 가짜 통증을 구별하라

5

파블로프의 개처럼 통증은 학습된다

마음이 우리 몸에 보내는 신호

현대 의학에서는 허리 통증의 원인을 척추에서 찾는다. 그래서 디스크나 요통을 치료할 때 척추만 보고 치료하는 경우가 많다. 하지만 허리 통증으로 오랫동안 고생한 분일수록 척추 그 자체보다 자기 마음을 잘 들여다봐야 한다. 마음 상태에 따라 우리 몸은 천차만별로 변하기 때문이다.

한번은 60대 초반 여성 환자분이 찾아왔다. 그분은 무표정한 얼굴을 하고 있었고, 같이 온 따님이 대신 증상에 대해 이야기해주었다. 그 환자분은 4년째 손주를 돌보고 있었는데, 허리 통증이 심해서 주사, 시술, 수술과 같은 다양한 치료를 받았다고 했다. 그런데 두 분을 지켜보면서 좀 의아했던 것은 따님이 이야기를 하는 내내 환자분은 한 마디도 하지 않았다는 것이다. 나는 실제 치료 당사자인 환자분의 마음이 궁금해서 따님을 먼저 보내고 그분의 이야기를 들어보았다.

그러자 이야기가 완전히 달라졌다. 환자분의 관점에서 상황을 봤을 때, 허리 통증도 문제지만 더 큰 문제는 육아 때문에 극심한 스트레스를 받고 있었다는 점이었다. 심지어 우울증 약을 먹어야 잠을 잘 수 있다고 했다. 여가 생활을 즐기는 친구들을 부러워하면서 자신의 처지를 비관하는 그 환자분은 한동안 육아에 대한 어려움을 토로했다.

이 환자분 같은 경우 이미 많은 종류의 치료를 받았는데 효과가 없었다. 그럼 어떤 치료 계획을 세워야 효과가 있을까? 뭔가 다른 방식의 접근이 필요하다고 생각했다. 우선 따님에게 이 사실을 이야기하고 환자분의 육아 스트레스를 덜어드리고자 했다. 따님은 자녀들을 어린이집에 맡기기로 했으며, 환자분에게는 척추 움직임에 대한 운동을 꾸준히 하고 여가를 즐기시라 권해드렸다. 결과는 어떻게 되었을까?

그 어떤 시술로도 좋아지지 않았던 병세가 차츰 나아지기 시

5장 · 진짜 통증과 가짜 통증을 구별하라

작했다. 치료 기간이 길어질수록 상태는 호전되었고, 마침내 허리 통증에서 탈출하는 날이 왔다.

우리 몸은 스트레스를 받으면 2가지 반응을 보인다. 미국 하버드 의과대학 생리학 교수 출신 월터 브래드포드 캐넌(Walter Bradford Cannon)은 사람이 스트레스를 받으면 몸의 반응이 과해지거나 스트레스 받는 상황을 도피하려는 '투쟁-도피 반응(fight or flight response)'이 나타난다고 했다. 다른 1가지는 UCLA 의과대학 정신과 임상 심리학 교수 대니엘 J 시겔(Daniel J. Siegel)이 말한 것으로, 스트레스에 대해 반응하지 못하는 '투쟁-경직 반응(fight or freeze response)'이 일어난다고 했다.

투쟁-도피 반응은 스트레스를 받았을 때 어떻게 해서든 계속해서 그것에 대처하려는 반응을 나타내는 것이고, 투쟁-경직 반응은 스트레스를 받으면 처음에는 그것에 반응하다가 어떤 방법으로도 대처할 수 없다고 느낄 때 자포자기하는 형태의 반응을 이야기한다.

도피하려는 것은 인간이 스트레스를 받아서 생명의 위협을 느낀다고 판단할 때 보이는 가장 원시적인 반응이다. 또 경직되는 것은 스트레스를 받는 상황에 맞서거나 벗어날 가능성이 없다고 생각할 때 스스로 포기하는 쪽을 택하기 때문이다. 어느 쪽이든 그 기간이 짧으면 상관없지만 길어지면 우리 몸이 스트레스를 계속 받아서 뇌, 신경, 근육의 기능들마저 비정상적인 패턴으로 작동하게 된다.

스트레스를 받으면 먼저 우리 몸을 일정하게 유지하는 항상성 조절 기능이 깨진다. 항상성을 조절하는 자율신경 중에 교감신경이 항진된다면 근육이 쉽게 긴장한다. 특히 그중에서도 자세를 유지하는 근육이나 호흡 근육이 많이 긴장한다. 자세를 유지하는 근육이 긴장한다는 것은 근육이 잘 굳는다는 것이기 때문에 덩달아 척추 움직임이 줄어들어 허리 통증을 느낄 수 있다.

또한 호흡 근육이 긴장하면 호흡 조절이 잘 되지 않아 스트레스를 받는 동안 호흡을 하지 못하게 된다. 그러면 한숨을 쉬는 빈도가 잦아지게 되고 흉곽이 굳어져 근육이 경직된다. 이때도 마찬가지로 척추 움직임이 줄어들어 디스크가 병이 들게 된다. 무엇보다 스트레스 관리를 하지 못하면 이런 상태가 계속되어 만성 통증으로 악화될 확률이 높아진다.

앞서 언급한 사례의 여성 환자분처럼 스트레스 받는 상황(육아)에서 벗어날 수 없다고 느끼면 절대 만성 통증이 좋아질 수 없다. 자포자기하는 '경직 반응'이 일어나서다. 그러면 아플 때

5장 · 진짜 통증과 가짜 통증을 구별하라

마다 과하게 반응하고 근육은 항상 긴장한 상태로 있게 된다.

따라서 척추를 중심으로 한 치료가 효과가 없다면 지금 자신이 느끼고 있는 감정 상태가 어떤지, 과하게 스트레스를 받고 있지는 않은지, 그것이 몸에 어떤 신호를 보내고 있는지 반드시 살펴야 한다. 그래야 통증에 대한 답을 찾을 수 있다.

앉을 때 허리가 아프다고 생각하면
영원히 못 앉는다

반복해서 어떤 말을 들으면 그 말에 영향을 받아 행동에도 변화가 생긴다. 허리 디스크를 앓고 있는 분들의 경우, 허리를 숙이면 디스크가 뒤로 튀어나와 찢어질 것이라고 생각하는데, 이런 생각을 계속하거나 그럴 것이라고 반복해서 말하면 실제 그런 상황이 오지 않더라도 말만으로 몸이 반응하여 근육이 긴장하게 된다. 근육이 긴장하면 허리 통증도 자연스럽게 따라온다.

30대 여성분이 허리 통증으로 상담을 하려고 치료실로 들어왔는데, 계속 서 있었다. "앉아서 불편한 부분을 이야기하셔도 됩니다."라고 물어도 두려움에 가득 찬 얼굴로 "앉으면 허리가 아플 것 같아 그냥 서 있을게요!"라고 대답하는 것이다. 서 있는 모습도 많이 경직된 것이 불편해 보였다.

이 여성분만 그런 것이 아니다. 허리 통증을 느끼는 분들 대부분이 디스크가 터질까 봐 두려워서 허리를 제대로 굽히지 못한다. 그 자세를 실제로 취하지 않았는데도 생각만으로 그렇게 느낀다. 일종의 트라우마인 셈이다. 이런 심리 상태에 따른 태도 변화는 '고전적 조건화 (classical conditioning)' 반응으로 설명할 수 있다.

러시아 생리학자 이반 페트로비치 파블로프(Ivan Petrovich Pavlov)는 1가지 실험을 통해 조건화 반응을 설명했다. 다음 그림을 보면, 왼쪽 상단 그림처럼 개에게 처음에는 아무 조건 없이 먹이를 준다. 그다음 오른쪽 상단 그림처럼 종소리만 들려주고 먹이를 주지 않았다. 그러자 개는 음식에는 침을 흘리는 반응을 보였으나 종소리에는 반응을 보이지 않았다. 그러고 나서 왼쪽 하단 그림처럼 종을 치면서 먹이를 주었고, 이를 몇 차례 반복했다. 그러자 어떻게 되었을까? 오른쪽 하단 그림처럼 나중에는 먹이를 주지 않고 종만 쳐도 개가 침을 흘렸다. 반복해서 경험하고 학습한 것에 익숙해졌기 때문이다.

허리 통증도 마찬가지다. 허리를 구부렸을 때 더 아플 것이라고 자꾸 생각하면, 무의식적으로 그 자극을 학습해서 나중에

5장 · 진짜 통증과 가짜 통증을 구별하라

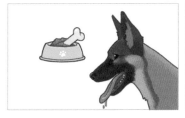

1. 개에게 음식을 주었을 때

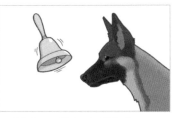

2. 개에게 종소리를 들려주었을 때

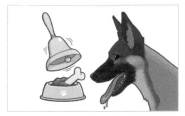

3. 음식을 주면서 종소리를 들려주었을 때

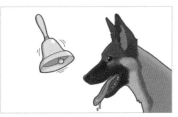

4. 음식을 주면서 종소리를 들려주고 나서 종소리만 들려주었을 때

는 생각만 해도 허리 근육이 뭉치고 허리가 아픈 것 같은 경험을 하게 된다. 하지만 허리를 구부린다고 무조건 디스크가 찢어지거나 뒤로 튀어나오지는 않는다.

그보다는 이런 생각을 하며 스트레스를 받았을 때 잘못된 호흡으로 늑골이 굳고 척추의 움직임이 줄어들면서 디스크가 병드는 것이다. 생각만 해도 아픈 것 같지만, 정확히 말하면 부정적인 생각이 자세나 호흡에 영향을 미쳐 그렇게 된 셈이다.

특정한 행동에 공포 반응을 보이면 그 행동을 피하게 된다.

생각만 해도 통증이 느껴지는 것은 '심리적으로 통증이 조건화'되어서다. 이 조건화 반응에서 벗어나려면 두려움을 단계적으로 이겨내는 불안 장애 극복 프로그램을 꾸준히 해보는 것이 좋다. 특히 그중에서도 척추 움직임 운동을 통해 척추를 활성화시켜서 허리를 구부려보고, 허리를 구부려도 괜찮다는 것을 스스로 깨닫는 것이 중요하다.

선진국에 디스크 환자가 많은 이유

힘든 육체노동을 많이 할수록 허리 통증을 더 많이 앓을 것이라 짐작한다. 그렇다면 선진국보다 개발도상국 사람들이 허리 통증을 더 많이 앓을까? 그렇지 않다. 요통 발생 비율을 따져보면 선진국이 더 높다. 오죽하면 미국에서 병원을 찾는 첫 번째 이유가 감기이고 그다음이 요통이라고 할까. 왜 그럴까?

고정된 자세로 일하는 사무직 종사자가 많고, 육체노동보다 스트레스를 받으며 일하는 사람이 많아서다. 특히 스트레스로 인해 근육이 긴장하는 것만큼 허리 건강에 안 좋은 것도 없다. 심한 경우 스트레스를 받는 동안 호흡을 하지 않는다. 이런 식으로 잘못된 호흡 패턴 때문에 흉곽이 굳어져 근육이 경직되면 척추의 움직임이 감소하게 되고 디스크는 병들게 된다.

사회생활을 하면서 얽힌 인간관계 문제, 가정사, 경제적 어려움, 육아 등 스트레스의 원인은 많지만, 과한 정보, 잘못된 정보도 스트레스의 주범이다. 선진국일수록 다양하고 방대한 정보를 쉽게 얻을 수 있는데, 이것이 독이 될 때가 많다. 허리 통증으로 고생하는 분들은 허리 질환에 대한 정보를 너무 많이 접해 스트레스를 받기도 한다. 모든 정보를 본인의 통증과 연관 짓고, 심각하게 받아들이기 때문이다(그래서 허리 통증으로 고생하는 분들에게 정보 검색에 너무 집착하지 마시라고 당부한다).

뿐만 아니라 잘못된 정보를 따라 하다가 통증이 심해지는 것도 문제다. 같은 병명을 가졌다고 운동법이나 생활 습관이 다 같은 것은 아니다. 통증의 강도나 개인의 습관, 심리 상태도 고려되어야 하는데, 이를 무시하고 잘못된 정보를 무조건 따르다 보면 더 큰 통증에 시달리게 된다.

실제로도 치료실을 찾아오는 분들 중 잘못된 운동 방법이나 생활 습관 때문에 통증이 심해졌거나, 우울증을 앓고 있는 분들이 있었다. 이에 대한 부작용도 주의할 필요가 있다.

자꾸 생각할수록 통증도 심해진다

허리 통증이 생겼을 때 통증의 강도를 자각하는 것은 사람마다 다르다. 여기에 통증이 있을 것이라는 생각이 강하면 통증에 대한 민감도는 더 증가한다. 이것은 통증의 강도를 조절하는 뇌의 회로가 존재하기 때문이다. 우리 뇌는 자극에 대해 더 많이 의식하는 쪽으로 자극이나 통증을 느끼게 한다. 일반적으로 여러 곳의 통증이 발생하더라도 유독 한 곳을 더 많이 아파하고 불편해하는 것도 바로 이 시스템이 활성화되어서다.

특히 허리 통증에 대한 걱정이나 근심, 두려움, 공포심 같은 감정 신호 자극은 더 빨리 뇌로 전달된다. 그래서 통증이 더 강하게 느껴지는 것이다. 그래서 디스크나 요통 환자를 운동시킬 때 제일 중요한 지침으로 삼는 것 중 하나가 환자들의 두려움, 공포, 근심 같은 불안 장애를 없애는 것이다.

허리 통증을 겪는 많은 사람들이 디스크나 요통이 심하면 하반신 마비가 오진 않을까, 늘 최악의 상황을 상상하며 불안해하는데, 전혀 그럴 필요가 없다. 다리가 마비되고 일상생활을 못할 정도로 심각한 증상이 나타나는 경우는 아주 드물다. 통증보다는 오히려 허리 디스크에 대한 두려움이 몸을 더 긴장시

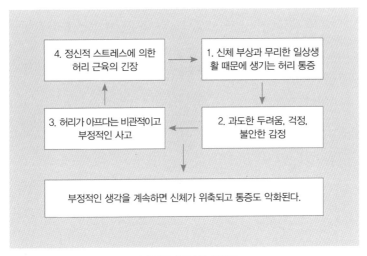

만성 통증의 악순환 사이클

통증에 대한 불안감은 근육을 긴장시켜 디스크를 더욱 악화시키고 이는 만성 통증이 된다.

키고 이 때문에 허리 통증을 더 심하게 느끼는 경우가 많다.

이런 감정을 스스로 다스리지 못하면 혼자서 통증을 제어할 수 없게 되고 통증이 지속되어 만성이 되는 악순환이 반복된다. 허리 통증에 대한 아픈 기억이 있다면 이 기억이 각인되지 않도록 빠른 시일 내에 다시 몸을 움직여라. 척추를 조금씩 움직여 굳은 몸을 깨워라. 그래야 허리 통증에서 벗어날 수 있다.

통증과 당기는 느낌을 구분하라

30대 중반 여성 환자분이 잔뜩 긴장한 채로 치료실에 들어온 적이 있다. 그녀는 한동안 몸을 거의 움직이지 않았다. 조금이라도 움직이면 불편하고 그것이 통증을 악화시킬까 봐 두려웠던 까닭이다.

나는 그 어떤 치료보다 환자의 두려움을 빨리 없애는 데 집중했다. 몸 상태에 따라 단계별로 할 수 있는 운동을 설명할 때도 "조금씩만 해도 상관없다." "이 동작들을 해도 허리에는 아무런 문제가 없다."라고 반복해서 이야기했다. 그녀를 안심시키고 스스로 자신감을 갖도록 하는 것이 운동 동작을 잘하는 것보다 더 중요했기 때문이다.

결과는 어땠을까? 그녀는 허리를 정상적으로 움직일 수 있게 됐고 통증도 줄었다!

허리 통증을 무서워하는 것도 문제이지만, 움직였을 때 조금이라도 불편하고 당기는 느낌만 들어도 통증이라고 착각하는 것도 정말 큰 문제다. 통증과 당김은 반드시 구분되어야 한다. 허리를 움직일 때 약간 불편하다면 그것은 당김이다. 특히 오랫동안 몸을 움직이지 않아서 척추가 굳어 있다면 더 쉽게 당길 수 있는데, 이는 지극히 정상적인 불편함이다. 이것을 통증이라고 오해해서는 안 된다. 통증은 손상이나 부상, 그밖에 많은 다른 요소(과민한 반응, 공포, 초조, 걱정 등 불안 장애)들 때문에 느껴지는 것이다.

허리를 움직일 때 당기는 것을 통증으로 오해하고 공포심을 느낀다면 통증에 대한 민감도가 더 커져 뇌에 전달된다. 통증에 대한 민감도가 증가되면 신체에서 일어나는 다른 변화들도 부정적으로 평가될 수 있다. 가령 신체 활동을 할 때 근육이 당기는 정상적인 감각도 통증이라고 잘못 인지하는 것이다.

다음은 한 여성이 벽에 비춰진 강아지 그림자를 착각해 공포심을 느끼는 그림이다. 실제 작고 귀여운 강아지이나 바라본 사람의 부정적인 반응이 포함되자 그림자는 무서운 존재로 변했다. 이는 당김을 통증으로 착각한 상황을 비유적으로 잘 설명하는 그림이다.

현재 몸에서 일어나고 있는 정상적인 반응을 부정적으로 오해한다면 통증의 강도는 점점 증가할 것이다. 따라서 현재 일어나고 있는 몸의 반응에 집중해 통증으로 오인한 감각을 회복하는 게 중요하다.

그렇다면 통증과 당김이 다르다는 것을 어떻게 쉽게 알 수

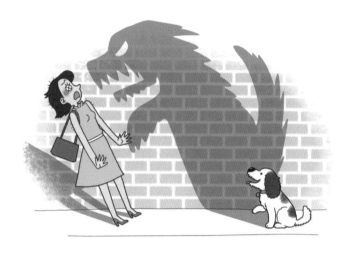

그림자를 착각해서 공포를 느끼는 여성
당김을 통증으로 착각한다는 것을 설명해주는 좋은 예시다.

있을까? '통증에 대처하는 방식'을 보고 구분할 수 있다. 신체에서 일어나고 있는 감각에 부정적인 반응들이 포함되어 있다면 '통증'이라고 말할 수 있다. 가령 "절대 좋아지지 않을 거야. 또 시작이군. 움직이면 아프겠지? 계속 아플 것 같아!" 같은 부정적인 반응이 포함되어 있다면 통증이라고 생각하면 된다.

현재 일어나고 있는 신체 반응에 집중하면 무엇이 진짜 통증이고, 무엇을 통증이라고 오해한 것인지 알게 된다. 또 오해라는 것을 알게 되면 심각하게 여겨졌던 통증도 사라지게 된다.

5장 · 진짜 통증과 가짜 통증을 구별하라

약간 불편하게 느껴지는 신체 반응을 무조건 통증이라고 믿으며 회피하지 말고 좀 더 주의를 기울여보자. 척추와 신체의 움직임에 집중할수록 뇌에서 이성을 담당하는 부분이 활성화되어 몸에 대한 올바른 인지 능력이 생긴다. 이로 인해 불안했던 감정들이 줄어들면 몸은 이완되고 통증으로 오인된 감각도 다시 회복될 것이다.

디스크 공포증을
해결하는 방법

허리 움직이는 것을 두려워 말라

'공포증'이란 정상적인 활동에 방해되는 비합리적인 공포심을 느끼는 증상이다. 이러한 공포증은 흔히 허리 통증을 과민하게 느끼는 사람들에게서도 나타난다. 어떤 신체 활동을 할 때 과도하게 두려워하는 과정이 허리 통증 때문에 움직이는 것을 두려워하는 과정과 매우 닮아 있다.

두려운 상황에서 벗어나고 싶을수록 심장박동수가 증가하고, 호흡이 빨라지며, 어지럽고, 식은땀을 흘리며, 심지어 숨이 막혀 질식할 것 같은 생각이 든다. 이것을 '공황 발작(panic attack)' 증상이라고 하는데, 공포증이 심할수록 이 공황 발작 증세가 자주 동반된다.

공황 발작 증상을 보이는 사람들은 불안한 나머지 '심장이 멈추지 않을까.' '그러다가 결국 숨을 쉬지 못해 죽지 않을까.' 생각하다가 더 심한 두려움을 느낀다. 이런 부정적인 생각들은 사람을 피폐하게 만든다. 불안함을 느낄수록 몸이 망가지고 이 때문에 더 불안해하며 다시 몸이 망가지는 악순환이 계속되면, 처음에는 이 상황을 극복하려는 의지가 있더라도 결국 공황 발작에 대한 공포심만 커진다.

허리 통증을 호소하는 사람들도 마찬가지다. 허리가 조금만 아파도 두려움을 느끼는 사람들은 어떤 상황에서도 허리를 움직이지 않는 것이 차라리 낫다고 생각하는 경우가 많다. 하지만 신체의 움직임이 줄어들면 척추의 움직임도 줄어들어 결국 요통은 더 심해지기 마련이다. 통증이 심할수록 통증에 대한 공포심도 커지는 악순환이 반복된다.

허리 통증과 공포증을 느끼는 사람들은 2가지 측면에서 비슷하다. 하나는 두려워할 만한 증상이 나타나면 그것을 위험한 신호라고 잘못 인지하는 것이다. 또 다른 하나는 정상적인 불편함에 대해서도 아주 민감하게 반응한다는 것이다.

굳어버린 척추를 움직이는 과정에서 약간 당긴다고 느낄 수 있는데, 통증을 두려워하는 사람일수록 이것을 민감하게 받아들여 허리 통증의 전조 증상으로 잘못 인지한다.

허리 통증을 해결하고자 수많은 의사를 만나고, 새로운 치료를 받을 때마다 좋아질 것이라고 희망에 부풀었던 사람은 치료가 잘되지 않고 통증이 반복되면 절망감에 빠지고 심각한 우울증에 빠지게 된다.

실제로 나를 찾아온 환자들 중에서도 20% 정도는 우울증 약물을 복용하고 있었다. 미국 스탠포드 의과대학의 정신 행동과학과 앨런 샤츠 버그(Alan Schatzberg) 교수는 만성 통증을 겪는 사람일수록 정상인에 비해 우울증에 걸릴 확률이 2배가량 높다고 했다. 이 통증을 앓고 평생을 살아야 할지도 모른다는 두려움 때문에 회복이 더딜뿐더러, 회복이 더디면 부정적인 생각을 더 많이 하게 되기 때문이다.

우울증을 극복하고 만성 통증의 악순환을 깨려면 일단 움직임에 대한 공포심부터 버려야 한다. 특히 '허리를 움직이면 큰일이 난다.' '허리가 망가진다.'는 생각부터 버려야 한다. 지금 이 순간 내가 느끼는 공포심과 허리 통증의 원인이 무엇인지 곰곰이 생각해보라. 그리고 허리를 조금씩 움직이려고 시도

5장·진짜 통증과 가짜 통증을 구별하라

하라. 그것만으로도 만성 통증의 악순환에 큰 흠집을 낼 수 있다. 이러한 일련의 노력들이야말로 허리 통증에 대한 공포증에서 벗어나는 지름길이다.

두려움을 극복하는 5가지 원칙

허리 통증을 느끼는 사람이 몸을 움직이는 두려움을 극복할 때 가장 힘들어하는 것이 있다. 일상생활에서 통증 때문에 방치했던 동작들을 다시 해보는 것이다. 어떤 자세를 취할 때 통증을 느끼면 그 자세를 피하게 되는데, 이럴 경우 정확한 원인을 알아낼 수가 없고 나중에 그 자세를 할 수 없게 된다. 따라서 두려움을 극복하고 싶다면 통증 때문에 피했던 동작을 조금씩이라도 시도해보려는 태도가 중요하다.

이때 중요한 것은 통증을 느끼지 않는 범위 내에서 몸을 움직여야 한다는 것이다. 그래야 몸이 스트레스를 받지 않는다. 스트레스를 받지 않아야 긴장하지 않고 이완되어 조금 더 잘 움직일 수 있다.

그리고 자주, 반복적으로 움직여줘야 한다. 공포를 느끼는 상황에 자주 노출시키며, 통증이 심해질까 봐 피하던 동작을 자주 해보고 이렇게 움직여도 괜찮다고 스스로 인지할수록 두려움을 빨리 극복할 수 있다. 통증을 느끼지 않는 범위 안에서 움직이며, 움직임 자체에 대한 자신감을 얻는 것만큼 두려움을 극복하는 데 효과적인 방법은 없다.

나는 센터를 방문하는 분들에게 재활 치료를 시작하기 전에 두려움을 극복하는 데 지켜야 할 5가지 원칙을 먼저 알려드린다. 독자분들 중에서도 요통에 대한 두려움이 크다면 아래 5가지 방법을 매일 해볼 것을 권한다.

첫째, '규칙적인 생활 습관은 물론 운동을 계획하여 매일 실천하는 것'이다. 당연한 말 같지만 이는 의지가 없다면 지키기 어려운 일이기도 하다. 특히 운동을 계획하여 매일 실천하는 것은 통증에 대한 두려움을 매일 이겨내야 하는 것을 의미하므로 더욱 그렇다.

하지만 매일 조금씩이라도 계획한 운동을 하게 되면 평소 느끼던 불편함의 강도가 달라진다. 또 그 불편함에 익숙해져 이것이 더 이상 불편하거나 통증이라고 느껴지지 않는 순간이 오면, 결국 움직이는 것 때문에 통증이 생기는 것이 아니라는 걸 스스로 깨닫게 된다. 이것은 엄청난 변화다. 두려워하던 대상을 더 이상 두려워하지 않는 것보다 더 큰 변화가 있을까?

둘째, '매일 일정한 시간과 강도를 정해 몸을 움직이는 것'이다. 매일 일정한 시간에 몸을 움직이게 되면 움직임에 대한 잃어버린 기억을 되살리는 데 도움이 된다. 통증을 오래 앓다 보면 신체의 움직임에 대한 기억을 잃어버리게 된다. 재활 치료를 할 때는 환자가 움직임에 대한 기억을 되찾을 수 있도록 돕는 것을 주요 목표로 삼는다. 동작에 대한 두려움을 떨치고 이를 경험하게 하는 데는 시간이 오래 걸리기 때문에 매일 일정한 시간에 꾸준히 해주는 것이 중요하다.

그리고 그보다 더 중요한 것은 자기 몸에 맞는 적정한 강도를 정하는 것이다. 강도가 너무 세면 몸이 무리하게 되고 너무 약하면 움직임을 기민하게 느끼지 못하게 된다. 따라서 움직임을 느낄 수 있을 정도의 적정한 강도를 스스로 찾아내는 것이 중요하다. 이것이 익숙해지면 조금씩 강도를 높이면 된다.

셋째, '허리 통증을 일으키던 동작을 경험하는 것'이다. 이때 중요한 것은 동작을 경험하게 하는 것이지 통증을 경험하게 하는 것이 아니다. 이것을 반드시 명심해야 한다. 무슨 말인가 하면 허리를 구부리면 통증이 더 심해진다고 믿는 사람에게 허리를 구부려도 허리가 아프지 않다는 것을 알려주라는 것이다. 그러려면 네 번째 원칙을 유의해야 한다.

넷째, '신체를 움직일 때 허리 통증을 경험하게 하지 말아야 한다는 것'이다. 한마디로 통증을 느끼지 않는 범위 안에서 움직이라는 것이다. 어떤 자세나 동작을 반복해서 통증을 느끼면, 사람은 그 자세를 취할 때마다 통증이 동반된다고 학습한다. 따라서 요통 때문에 재활 운동을 하는 사람일수록 이 범위를 예민하게 느낄 줄 알아야 한다.

재활을 하러 오시는 분들이 자주 오해하시는 것이 있다. 움직임의 범위를 늘려서 더 유연해지고 더 튼튼해지는 게 허리 통증에서 벗어나는 최선의 방법이라고 생각하는 것이다. 하지만 재활의 목적은 움직이는 범위를 늘리는 것이 아니다. 움직일 수 있는 범위 안에서 조금씩이라도 움직여보는 것이 더 중요하다.

처음부터 무리하게 운동 범위를 늘리려고 하면 오히려 몸에 힘이 들어가고 근육이 긴장해서 통증이 심해진다. 그러면 두려움도 커진다. 따라서 자신이 통증을 느끼지 않는 범위 안에서 움직이되, 이를 자주 해주어서 허리를 움직여도 허리 통증이 생기지 않는다는 것을 알아채는 것이 중요하다. 운동 범위는 몸이 익숙해진 다음 천천히 늘려도 늦지 않다.

다섯째는 '신체 움직임을 이미지 트레이닝하는 것'이다. 신체를 움직이기 전에 먼저 머릿속으로 동작의 순서를 그려라. 그리고 그 순서대로 머릿속에서 따라 해보라. 그것만으로도 긴장이 줄어들어서 실제 동작을 따라 할 때 훨씬 편안하게 움직일 수 있다.

이 5가지 원칙을 지키면 특정 동작이나 자세를 취하는 게 두려워서 움직이지 않았던 습관을 고칠 수 있다. 아예 몸을 움직이지 않는 것에서 조금씩이라도 움직여보는 것은 대단한 변화다. 그 작은 변화가 반복될수록 두려움을 극복하는 데 도움이 되고 척추도 더 건강해진다.

호흡 근육을 이완하라

허리 통증을 오래 느끼다 보면, 작은 통증에도 몸이 긴장하고 불안함을 느끼게 된다. 이때 제일 문제가 되는 것이 '호흡'이다.

몸이 긴장하면 호흡도 잘못된 방법으로 하게 된다. 호흡을 할 때에는 가슴과 복부로 숨을 깊이 들이마시고 내쉬어야 몸이 이완되고 마음도 편안해진다. 그래야 척추도 잘 움직인다.

하지만 불안하거나 몸이 긴장하면 호흡을 멈추거나 호흡의 길이가 짧아지게 된다. 특히 목과 어깨만 쓰는 일명 '빨대 호흡'

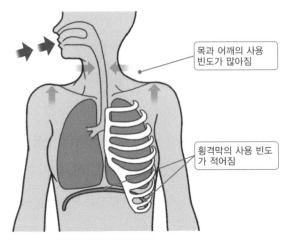

척추를 망치는 빨대 호흡법

빨대 호흡을 하면 호흡량이 줄어들고 목과 어깨는 긴장하며 횡격막의 움직임도 줄어들어 척추 건강에 안 좋다.

목과 어깨의 사용 빈도가 많아짐

횡격막의 사용 빈도가 적어짐

을 하게 되는데, 목과 어깨만 많이 쓰면 이 부위의 근육이 긴장하게 되고, 정작 써야 할 호흡 근육인 횡격막을 사용하는 빈도가 줄어들어 횡격막이나 늑골이 굳어지게 된다.

횡격막은 척추나 늑골에 붙어 있기 때문에 척추의 움직임에 지대한 영향을 끼친다. 횡격막이 굳으면 척추의 움직임이 잘 일어나지 않고 디스크도 영양을 공급받지 못해 허리 디스크 증상이 심해진다.

허리 디스크 진단을 받고 허리 통증으로 오래 고생하는 분들 중에서 예전에는 느끼지 못했던 목의 통증이나 팔 저림을 호소하는 경우가 많다. 몸이 긴장해 잘못된 호흡을 한 까닭이다. 목이나 어깨를 많이 썼기 때문에 이 부위의 근육이 긴장해서 목에도 통증이 생긴 것이다. 목 디스크까지 생겨 목이 더 아프고 팔이 저린 것이라고 생각하기 쉬운데, 목 디스크가 아니라 잘못된 호흡 때문에 목이 아플 수 있다.

한번은 20대 후반의 여성분이 허리 디스크 진단을 받고 찾아왔다. 그녀는 허리 통증과 다리 저림을 호소했다. 그뿐만 아니라 잠자는 동안 손이 저려서 숙면을 할 수 없다고도 했다.

손이 저리다고 하여 혹시 목 디스크에도 문제가 있을까 봐 MRI 검사를 했지만 다른 이상 증상은 없었다. 그녀는 허리 통증뿐만 아니라 손까지 저리는데, 정확한 이유도 알지 못하고 증상은 더 나빠져 많이 불안해했다.

나는 몸 프로파일러로서 그녀와 대화를 나누며 생활 습관과 자세 등 여러 측면에서 이유를 찾았다. 그녀는 잘 인지하지 못하고 있었지만, 그녀의 호흡에서 1가지 문제를 발견했다. 그녀는 본인의 증상에 대해 이야기할 때 중간에 말을 자주 끊었다. 호흡이 짧은 까닭이었다. 또 중간중간 한숨도 쉬었다. 목과 어깨를 쓰며 입으로만 호흡하는 빨대 호흡을 하고 있었다.

아마도 그녀는 이 때문에 목과 어깨가 굳어져 목의 통증을 느꼈을 것이다. 또 어깨에서 팔과 손으로 내려가는 신경이 굳어진 근육에 눌려서 손도 저렸을 것이다. 골반과 척추 주변 근육도 긴장해 통증을 느꼈을 것이고, 근육이 긴장해 다리로 내려가는 신경도 압박을 받아 다리가 저렸을 것이다.

횡격막이 굳어 있는 사람들은 횡격막의 사용 빈도가 낮고 목과 어깨를 많이 쓰기 때문에 한숨을 자주 내쉰다. 또 말할 때 어깨를 올리고 목이 긴장되어 있다. 호흡량이 부족해 앉았다가 일어날 때 어지러워하고 깊게 잠들지 못하며, 잠드는 데도 시간이 오래 걸린다. 또 횡격막이 굳으면 내장의 움직임, 척추의 움직임도 줄어들기 때문에 소화 불량이나 디스크, 허리 통증을 느낄 수 있다.

빨대 호흡이 횡격막을 굳게 하고 허리를 망치는 잘못된 호흡법이라면, 허리를 살리는 호흡법도 있다. 바로 '횡격막 이완 호흡법'이다. 굳어 있는 횡격막을 이완하기 위해서는 복부와 가슴이 이완되어야 한다. 짧아진 호흡의 길이와 양을 늘려야 한다. 그러려면 단계적으로 깊이 호흡하는 훈련이 필요하다.

횡격막 이완 호흡법을 할 때는 편안하게 눕거나 앉아서 하면 좋다. 먼저 코로 들이마시면서 복부를 풍선처럼 부풀린다. 그

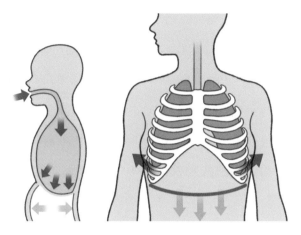

1. 숨을 들이마실 때 먼저 복부를 앞뒤, 좌우로 팽창시킨다. 4초간 숨을 들이마시면서 횡격막을 아래로 내리고 횡격막이 위치한 늑골의 아래쪽을 상부와 외측으로 올라가게 한다.

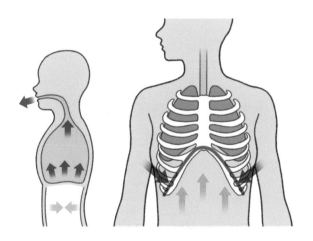

2. 7초간 유지한 다음 8초간 숨을 내쉬면서 횡격막을 원위치로 돌려놓는다. 그다음에 복부를 원위치로 돌려놓는다. 이것을 3~4회 반복한다.

몸을 편안하게 만들어주는 횡격막 이완 호흡법

다음 이를 유지하면서 갈비뼈 아래쪽에 숨을 채워 팽창시킨다. 그리고 다시 입으로 숨을 내쉰다. 이때 풍선처럼 부푼 복부도 줄어든다. 들이마실 때의 호흡 시간보다 내쉴 때의 호흡 시간이 길어야 한다. 호흡하는 시간은 점차적으로 늘린다.

호흡 시간은 애리조나 대학의 의과대학 교수이자 대체의학의 선구자인 앤드류 웨일(Andrew Weil) 박사가 개발한 '4-7-8 호흡법'을 따르면 된다. '4-7-8 호흡법'이란 4초간 숨을 들이마시고 7초간 호흡을 유지하며 8초간 숨을 내쉬는 것을 말한다. 이 호흡법은 폐에 더 많은 산소를 공급해주고 몸을 이완시켜주는 일명 '천연 진정제'와 같다. 스트레스와 불안 장애뿐만 아니라 불면증으로 괴로워하는 사람들에게도 상당히 효과적이니 자주 반복해주면 좋다.

20대 후반의 여성 환자분에게도 이 횡격막 이완 호흡법을 교육했더니 차츰 손 저림 증상이 없어졌다. 처음에는 새로운 호흡법에 적응하느라 힘들어했으나 허리 통증과 다리 저림, 손 저림 증상이 호전되며 환자도 심리적인 안정과 건강을 되찾았다. 호흡법만 바꿔도 허리 통증과 저린 증상을 줄일 수 있다는 것을 보여주는 좋은 사례다.

촉각을 자극해 불안감을 떨쳐내라

허리 통증 때문에 두려움을 느끼면 뇌도 불안한 리듬으로 움직인다. 빠르고 불규칙적으로 변한 신체 리듬이 뇌를 자극하기 때문이다. 뇌가 편안해지고 몸이 이완되려면 신체에도 규칙적이고, 느리고, 변화가 적은 자극을 주어야 한다. 시각과 청각, 촉각 같은 오감을 자극하는 것도 불안한 몸과 마음을 진정시키는 데 도움이 된다. 특히 촉각을 활용하면 좋다.

촉각에 자극을 주어 불안감을 조절하는 기법을 '감정자유기법(Emotional Freedom Techniques; EFT)'이라고 한다. 이 기법의 핵심은 촉각이 매우 발달한 손과 얼굴을 느리고 약하게, 규칙적인 리듬으로 자극하여 마음을 편안하게 만들어주는 것이다. 불안감 같은 부정적인 감정 때문에 덩달아 굳어버린 몸을 이완시키고 뇌를 자극하여 긍정적인 감정의 변화를 이끌어내는 데 도움을 준다.

다음 그림은 감정자유기법에 쓰이는 촉각점을 나타낸 것이다. 누구나 쉽게 따라 할 수 있으며, 자주 반복하면 불안한 감정을 다스리는 데 도움을 받을 수 있다. 그림을 보고 차근차근 따라 해보자.

자극이 되는 지점을 누르기 전에 먼저 현재 자신이 느끼고 있는 불안이 어느 정도인지 측정하는 것이 중요하다. 불안 고통 지수를 0부터 10 사이에 있는 숫자 중 1가지로 표현하라.

그리고 나서 그림을 보고 ①번에 해당하는 가슴 통증점이나 ②번처럼 왼쪽 손날을 오른쪽 두 손가락 끝으로 천천히 톡톡 두드리면 된다. 두드리면서 자신이 왜 불안해하는지 ㄱ 상황을 구체적으로 묘사하라.

또한 스스로 지금의 통증을 받아들인다는 말을 덧붙여라. 가령 "나는 비록 허리가 7~8 정도의 세기로 아프지만 그런 나 자신을 완전히 받아들이고 사랑합니다."라고 말하면서 두드리는 것을 3회 반복한다.

그다음 얼굴 다섯 군데(③~⑦)와 쇄골이 처음 시작되는 부분(⑧)과 겨드랑이 10cm 아래(⑨)를 "허리 통증"이라고 말하면서 차례대로 각각 7번씩 두드린다.

일곱 군데를 두드리고 난 뒤 손등을 기준으로 4번째와 5번째 손가락 사이(⑩)를 두드리면서 눈을 감았다 뜬다. 눈동자도 위아래, 좌우로 움직인다. 이를 총 3회 반복한다.

여기까지 다 하고 난 다음 자신이 느끼고 있는 불안과 고통의 강도를 다시 숫자로 표현하라. 여전히 불안과 통증이 남아

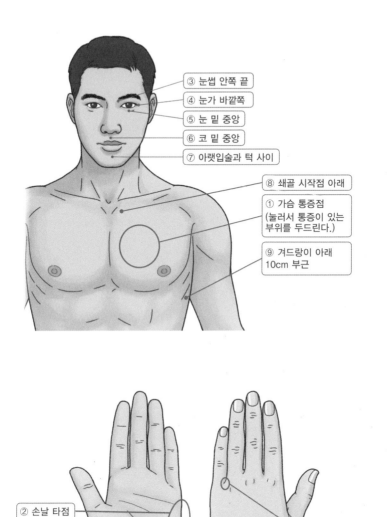

③ 눈썹 안쪽 끝
④ 눈가 바깥쪽
⑤ 눈 밑 중앙
⑥ 코 밑 중앙
⑦ 아랫입술과 턱 사이
⑧ 쇄골 시작점 아래
① 가슴 통증점
(눌러서 통증이 있는 부위를 두드린다.)
⑨ 겨드랑이 아래 10cm 부근
② 손날 타점
⑩ 손등 타점

자극점을 활용하여 불안한 감정을 안정시키는 훈련법

있다면 처음으로 돌아가 순서대로 반복하라.

특히 ①~②번을 누르면서 통증을 받아들이는 자기만의 문구를 만들 때 이를 좀 더 구체적으로 다듬어라. 가령 이런 식으로 하는 것이다. "나는 현재 허리 4번, 5번이 아프지만 그것이 2~3 정도의 세기로 줄어들었습니다. 남아 있는 통증 역시 완전히 받아들이고 사랑합니다."

①~⑩번까지의 부위를 순서대로 두드리며 진행한다. 전체 과정을 3회 이상 반복한다.

마음을 다스리면
통증이 완화된다

마음을 집중하는 데 효과적인 명상법

허리 통증 때문에 불안한 사람들의 뇌를 보면 감정을 담당하는 부분(대뇌변연계)이 활성화되어 있다. 반면에 기억, 집중, 사고, 언어, 각성, 의식 등 이성적인 기능을 담당하는 부분(대뇌피질)은 움직임이 약하다. 원래는 두 부분이 서로를 적절히 제어하며 균형을 이뤄야 하는데, 불안이나 공포 같은 감정들이 극대화되면 이성을 담당하는 부분이 제 역할을 못하게 된다.

그렇다면 이성을 담당하는 부분을 어떻게 활성화시킬 수 있을까? 가장 좋은 방법은 명상이다. 명상을 하면 자기 자신을 바라보며 집중하게 된다. 불안한 정신뿐만 아니라 신체에도 변화를 가져올 수 있다.

〈생물학적 정신의학〉이라는 학술지에 최근 발표된 논문을 보면 명상이 두뇌의 변화와 신체 건강에 도움이 된다고 과학적으로 증명됐다. 카네기 멜런 대학의 심리학 부교수인 데이비드 크레스웰(David Creswell)은 연구진과 함께 직장을 잃어 극심한 스트레스에 시달리는 남녀 지원자 35명을 모집했다.

그중 절반은 명상을 하며 보냈고, 나머지 절반은 명상을 하지 않은 채 웃고 떠들고 잡담하는 등 다른 방법으로 기분 전환을 하며 보냈다. 실험은 3일 동안 계속됐다.

3일이 지난 후 명상을 한 사람들과 명상을 하지 않은 사람들을 비교했다. 혈액 검사와 두뇌를 스캔하는 검사가 진행됐다. 명상을 한 그룹의 경우 혈액 내 염증 수치가 많이 낮아졌으며 스트레스에 견딜 수 있도록 두뇌 조직도 변했다.

하지만 명상을 하지 않은 그룹은 기분 전환을 했음에도 별다른 변화가 일어나지 않았다. 더욱 흥미로운 것은 이 효과가 4개월 넘게 지속되었다는 것이다.

명상은 어떻게 스트레스를 감소시키고 우리 몸에 긍정적인 변화를 불러일으켰을까? 올바른 명상이란 어떻게 해야 할까?

명상은 크게 3가지 방법으로 나눠서 할 수 있다. 첫 번째는 '특정 동작이나 문구에 최대한 집중하는 방법'이다. 단순히 동작이나 특정 문구를 반복하고 집중하는 것만으로 될까 싶겠지만, 하면 된다!

자, 구체적으로 어떻게 하면 되는지 몇 가지 예시를 보여주겠다. 먼저 자신의 호흡을 세어보는 것이다. 코로 숨을 들이마시고 내쉴 때 마음속으로 '하나'라고 센다. '여덟'까지 숫자를 세고 난 다음 다시 처음으로 돌아가 '하나'부터 센다. 이것을 여러 번 반복한다.

신앙심이 강한 사람이라면 염주나 묵주를 손가락으로 하나씩 굴리며 세어보는 것도 좋다. 성경을 읽거나 목탁을 두드리거나 종을 칠 때 그 소리에 집중하라. 양초에 켜진 불에 집중하는 것도 명상을 할 때 도움이 된다.

두 번째는 '제삼자의 시선에서 나 자신을 바라보고 관찰하는 방법'이다. 내 몸에서 일어나고 있는 변화들을 제삼자의 시선으로 반복해서 관찰하는 훈련을 한다. 나 자신을 객관적으로 관찰하는 것만으로도 이성을 담당하는 뇌의 부분이 활성화된다. 가만히 누워 있거나 말할 때, 앉아 있을 때, 서 있을 때, 몸에서 일어나는 변화를 관찰한다. 특히 말할 때 목만 사용해 발성하는지도 관찰해본다. 일상에서 나 자신을 관찰하고 집중하면 잘못된 생활 패턴을 알아차리고 고칠 수 있다.

세 번째는 '호흡을 통해 명상하는 방법'이다. 일반적으로 명상을 할 때 가장 많이 쓰는 방법이다. 어떤 상황에 놓였을 때나 특정 동작을 취할 때 호흡이 어떻게 변하는지 인지하고 반복 훈련을 하면 통증에서 벗어날 수 있다.

먼저 눈을 감고 숨을 자연스럽게 들이마시고 내쉰다. 이때 배와 가슴에 찾아오는 느낌에 집중한다. 숨을 들이마실 때 배가 나오며 가슴이 넓어지고 내쉴 때 배가 들어가고 가슴이 안으로 모아지는 느낌이 있다면 잘하고 있는 것이다.

만약 잘 느껴지지 않는다면 양손을 배와 가슴에 얹어보는 것도 좋다. 지금 하고 있는 호흡을 따라가기도 하고 내버려두기도 하면서 자연스럽게 내 몸에 들어왔다가 나가는 호흡을 지켜보고 느껴본다.

명상을 할 때는 두 다리를 몸 쪽으로 가까이 당기고 양반다리를 한 다음 두 다리를 서로 교차시켜 앉는 가부좌 자세를 취하면 좋다. 그러나 이것이 불편할 경우에는 한쪽 다리만 반대쪽 다리에 올리거나 의자에 앉거나 바닥에 누워도 상관없다. 호흡이나 내 몸의 변화에 집중할 수 있는 편안한 자세면 된다.

몸이 긴장하면 치아를 깨물거나 얼굴에 힘을 주는 경우가 많아 자칫 불필요한 자극을 느낄 수 있다. 따라서 위아래 치아는 약간 떨어뜨리고 얼굴과 어깨에는 힘을 빼고 양팔과 복부, 다리에도 힘을 뺀다. 눈은 떠도 되고 감아도 된다. 단, 마음은 깨어 있어야 한다. 그래야 몸과 마음의 변화에 집중할 수 있기 때문이다.

명상은 마음을 비워내는 행위이기도 하므로, 가급적 명상을 할 때는 지금 이 순간 하고 있는 명상에만 집중하는 것이 중요하다. 마음이 불안하거나 다른 생각을 하면 집중력이 흐트러지고 몸과 마음의 변화도 기민하게 느낄 수 없다.

근력 운동을 하면 근육이 발달하듯이 명상도 하면 할수록 주의력과 집중력이 좋아진다. 처음에는 힘들더라도 자주 반복하고 가급적 매일 규칙적으로 하라. 그리고 30분 이상 할 수 있도록 하며 점차 시간을 늘려라. 명상이 편해지고 익숙해질수록 몸과 마음에 깃든 불안함이 사라지고 편안한 상태가 되어 허리 통증도 점점 사라질 것이다.

편안하게 허리 구부리는 '내 모습' 상상하기

센터에 아주 어렵게 찾아온 60대 여성분이 있다. 몇 번 전화해서 예약을 잡고 취소하기를 반복했었다. 번복하신 데에는 이유가 있겠거니 싶어 어디가 불편하신지 조심스레 물었다.

"허리가 아파요. 10년 넘게 안 다녀본 곳이 없지요! 그런데 어딜 가도 좋아지지 않았어요. 오히려 온몸이 아팠죠. 대학 병원에 가서 종합검진을 받았는데 '섬유근육통' 진단을 받았어요. 만성적으로 전신성 근골격계의 통증을 일으킨다나…."

"섬유근육통은 허리가 아플 때 불안이나 우울증, 수면 장애, 인지 장애가 같이 동반되어 나타나는 질환입니다."

"전 죽을 때까지 이렇게 아프면서 살겠죠? 잠자다가 죽을 수도 있나요?"

환자분은 허리 통증을 호소했지만, 이야기를 하다 보니 오히려 통증보다 그 통증 때문에 생긴 자신의 부정적인 감정에 대해 더 많이 털어놓았다. 10년 동안 치료를 받으면서 분명 좋아진 부분도 있을 텐데 그 부분에 대해서는 한마디도 언급하지 않았다. 오직 지금 자신이 얼마나 불편하고 고통스러운지에 대해서만 이야기했다.

물론 통증이 심하고 이를 오랫동안 앓아온 분들은 자신이 처한 상황을 부정적으로 받아들일 수밖에 없다. 과거의 잘못된 행동으로 허리가 아프다고 생각하며, 수술, 시술, 다른 치료를 받아도 통증이 계속되면 이것이 잘못되었다고 생각한다. 더 큰 문제는 시간이 흘러도 이 통증에서 벗어날 수 없다고 비관하는 것이다.

이런 자책과 불신은 허리 통증을 해결하는 데 아무런 도움이 되지 않는다. 과거보다 현재가 조금이라도 나아졌다고 생각을 해야 치료도 시작할 수 있다. 그러려면 일단 부정적인 생각에서 벗어나 자기 머릿속을 긍정적인 생각으로 채워 넣는 것이 중요하다.

부정적이고 왜곡된 생각(인지적 오류)이 잘못되었다는 것을 알아채려면 정서와 행동을 개선해야 한다. 인지 치료의 선구자인 '아론 벡(Aaron T. Beck)'은 인지 오류를 어떻게 개선할 수 있는지 끊임없이 연구한 사람이다. 그는 우울증 환자를 치료하던 중 부정적 인지 3요소라고 불리는 자기 자신, 세상, 미래에 대해 환자들이 부정적이고 왜곡된 방식으로 사고한다고 밝혔다.

허리 통증을 느끼는 사람들도 자신이 부정적으로 생각하게 만드는 요소가 무엇인지 생각해보고 바로잡아야 한다.

먼저 허리 통증 때문에 하게 되는 부정적인 생각 3가지를 생각해보고 이를 적어본다. 또 상상 훈련을 통해 부정적인 상황에 자신을 계속 노출시키면서 익숙해지도록 만든 다음 이를 극복할 수 있는 방법과 스스로 해낼 수 있다는 생각을 한다.

가령 "나는 허리 디스크 진단을 받아서 허리를 숙이면 디스크 증상이 심해지고 다리가 더 저려서 아무런 일도 할 수가 없을 거야. 아마 평생을 이렇게 살아가겠지."라고 부정적으로 생각했다면, 이를 이렇게 상상해보는 것이다.

먼저 머릿속으로 허리를 숙이고, 숙였을 때 고통 없이 편안해하는 나의 모습을 상상한다. 이것을 반복해서 떠올리며, 허리를 숙이는 동작 때문에 허리 통증이 심해진다는 것은 나의 잘못된 생각이었음을 스스로 인정한다.

여기까지 인지 훈련을 하고 나면 그다음은 실제 행동에 옮기는 것이다. 할 수 있는 범위 내에서 척추를 움직이고 명상, 호흡을 통한 정신 훈련만 잘하면 인지적 오류를 바로잡고 허리를 움직이는 데 자신감이 생길 것이다. 긍정적인 생각이 머릿속에 가득 찰수록 금세 허리 통증에서 벗어날 수 있을 것이다.

통증을 표현해야 통증이 도망간다

허리가 아픈 사람들은 자신의 불안한 마음을 표현하려 하지 않는다. 배우자, 직장 동료, 부모님에게 말하면 그들에게 부담만 주고 힘들게 할 뿐 자신의 통증은 줄어들지 않는다고 생각해서다. 책이나 인터넷 검색을 통해 치료할 수 있는 방법을 찾지만 문제는 그 정보가 잘못된 경우가 많다는 것이다.

잘못된 정보를 따라 하면 오히려 통증의 덫에 걸려 빠져나오지 못 할 수도 있다. 혼자서만 고통을 짊어지며 방법을 찾다 보면 결국 삶을 포기하고 싶다며 극단적인 생각까지 하게 된다. 이는 심각한 문제다.

"병은 알려야 한다."라는 말이 있다. 정말 옳은 말이다. 허리 통증은 절대 혼자서 해결할 수 없다. 병원에서도 해결해줄 수 없다. 제일 중요한 건 나 자신이지만, 그다음으로 가족, 직장 동료, 재활 치료를 도와주는 선생님의 도움이 필요하다. 이들과 정보를 교환하고 서로 노력해야 나을 수 있다. 따라서 자신이 지금 얼마나, 어떻게 아픈지 주변 사람들에게 정확하고 솔직하게 표현하는 것이 중요하다. 그렇다면 허리 통증을 어떻게 잘 표현할 수 있을까. 다음 소개하는 4가지 방법을 참고하길 바란다.

첫째, '나의 감정을 글로 적는다.' 자신을 돌아보며 글을 쓰다 보면 내 감정이 어떤지 이성적으로 판단할 수 있는 능력이 생긴다. 또한 스트레스도 줄어든다. 영국 킹스칼리지런던의 심리학과 교수 수잔 스콧(Susan Scott)도 글쓰기가 스트레스를 줄이는 데 많은 도움을 준다는 연구 결과를 발표했다. 글쓰기를 통해 우리는 통증에 잠식되지 않고 통증을 다스리며 능동적으로 행동할 수 있게 된다.

먼저 통증 때문에 나를 혼란스럽게 만든 3가지를 적어본다. 이때 억지로 글을 쓰기보다는 그냥 떠오르는 것을 쭉 적어본다. 그것이 왜 나의 감정을 어지럽혔는지, 감정이 어지러워지기 전과 지금의 마음 상태는 어떻게 달라졌는지, 원래의 감정으로 돌아가기 위해 어떻게 해야 하는지를 적는 것이다.

감정을 혼란스럽게 하는 통증에 대해 집착하기보다는 이제 내가 이 통증을 해결하기 위해 무엇을 해야 할지 계획을 세워본다. 그리고 다음 날 계획을 실천해보려 노력한다. 매일 20분 정도 일정한 시간을 투자해 쓰는 게 좋다. 이렇게 매일 글을 쓰다 보면 더 이상 통증에 집착해서 나를 괴롭히지 않게 된다.

두 번째, '내가 느끼는 통증을 나 자신에게 솔직하게 표현하는 것이다.' 허리 통증에 대한 감정을 다른 사람이나 특정 물건에 빗대어 표현하면 뇌가 편안함을 느낀다. 따라서 반복적으로 감정을 표현하는 연습을 하는 것이 좋다. 감정을 표현하면서 나 자신에게 공감하거나 나를 달래주는 것이 중요하다. 남들에게만 해주지 말고 나 자신을 더 많이 격려하라. 이렇게 해주면 불안함이 점점 사라지게 될 것이다.

세 번째, '가족이나 친구, 동료들과 대화하면서 불안한 내 마음을 이야기하는 것이다.' 나의 감정 상태를 알리고 새로운 시도에 대한 계획을 알리는 것도 좋다.

또 진행 상황을 알려주며 주변 사람들에게 자신의 좋아진 점에 대해 즉시 말해 달라고 해도 좋다. 될 수 있으면 부정적인 부분보다는 긍정적인 부분에 대해 말해 달라고 한다. 더 나은 방향으로 변하는 모습을 나 자신 말고도 다른 사람들과 공유한다고 생각하면 통증에 대한 두려움을 극복하고 몸을 움직이는 데 자신감이 생길 것이다.

마지막 방법은 '자신의 불안을 도저히 극복할 수 없을 때는 정신의학과 선생님의 도움을 받는 것이다.' 정신적으로 이겨낼 수 없는 고통이라면 혼자서 너무 괴로워하지 마라. 차라리 통증 분야 전문의나 정신의학과 선생님을 만나 의논하는 게 낫다. 여러 억압된 감정과 움직임에 대한 극도의 공포와 불안, 우울한 생각을 일으키는 부정적인 생각을 바로잡는 데 많은 도움을 받을 수 있다. 이때 중요한 것은 자신이 하는 모든 생각을 솔직히 이야기하고 상의하는 것이다.

위의 4가지 방법을 통해 허리 통증에 대한 불안한 마음을 표현하다 보면 어느 순간 통증이 저 멀리 도망가서 내 척추와 마음이 편안하고 건강해지는 날이 올 것이다.

5장 · 진짜 통증과 가짜 통증을 구별하라

요통을 '삭제'하는
기적의 재활 운동법

6

허리 디스크 운동 시작 전 명심해야 할 3가지

근육이 아닌 척추 움직임이 타깃이 되어야 한다

아무리 좋은 약이라고 해도 우리는 병증에 맞게 처방된 약이 아니라면 먹지 않는다. 배가 아픈데 해열제를 먹으면 어떻게 되겠는가? 똑같이 배가 아프더라도 장염일 때 소화제를 먹으면 근본적인 원인이 해결될까? 운동도 마찬가지다. 아무리 좋은 운동법이라고 해도 운동의 목적과 자신의 몸 상태를 고려하지 않으면 원하는 효과를 얻을 수 없다.

실제로 디스크나 요통 때문에 고생하는 분들 중 좋다고 알려진 허리 운동을 따라 했다가 상태가 더 심각해진 경우를 많이 봐왔다. 그런 분들에게 매번 강조하는 것은 "무조건 운동한다고 좋아지지 않는다."는 것이다. 특히 허리 통증이 있는 사람일수록 반드시 자기 몸에 맞는 운동을 해야 한다. 아픈 허리로 운동하는 것과 아프지 않은 허리로 운동하는 것은 천지 차이이기 때문이다. 이 점 꼭 명심하시길 당부한다.

그렇다면 허리가 아픈 사람들은 어떤 운동을 해야 좋아질까? 제일 먼저 통증을 관리하는 재활 운동을 권하고 싶다. 재활 운동은 일차적으로 환자의 상태와 병증의 원인을 살핀 다음 그 원인을 해결하는 데 초점을 맞춰 운동 계획을 세운다.

운동의 종류, 강도, 횟수는 물론 중점적으로 다루어야 할 신체 부위가 어디인지, 다른 신체 기관과 연관성이 있는지, 허리 디스크가 급성인지 만성인지, 환자 개인의 상태에 따라 다르게 접근한다. 또한 허리 디스크와 요통 치료가 우선이기 때문에 근육이 아닌 척추 움직임을 주된 타깃으로 삼는다. 척추 중에서도 디스크 질환이 잘 생기는 곳을 집중적으로 관리하고 운동시키기 때문에 요통 환자라면 맞춤형 처방이 가능하다.

디스크 환자가 하는 운동에서 척추 움직임이 타깃이 되어야 하는 이유는 하나다. 이것이 가장 중요하기 때문이다. 흔히 디스크나 요통 환자에게 속근육을 활성화시키거나 골반, 척추를 안정화시켜야 한다며 코어 운동을 권한다. 속근육이 활성화되려면 먼저 골반과 척추가 중립 위치에서 안정된 상태를 유지해야 하기 때문에 둘은 떼려야 뗄 수 없는 관계다. 그러나 그보다 선행되어야 할 것이 있다. 척추와 골반이 중립 위치에 있으려면 척추의 움직임이 일어나야 한다. 따라서 척추 움직임을 타깃으로 운동하는 것이 가장 중요하다.

재활 운동을 포함하여 어떤 허리 운동을 하더라도 환자들이 명심해야 할 것이 또 있다. 허리 운동을 하는 목적이 무엇인지 정확히 인지하는 것이다. 근육을 키우거나 근육량을 늘리는 것이 목표인가? 일상생활이 가능할 만큼 허리를 움직이고 통증을 줄이는 것이 목표인가? 후자라면 '척추'에 집중하여 가능한 범위에서 움직이고 그 움직임을 세밀하게 느끼는 것이 운동의 핵심이다.

특히 허리가 아픈 사람일수록 골반과 척추를 중립 위치에서 움직이지 못하고 척추 주변 근육들을 과하게 긴장시키기 때문에 근육을 강화하는 운동을 해서는 안 된다. 그보다 근지구력을 키우는 운동을 해야 한다. 근지구력이란 일정한 근력으로 오랫동안 어떤 운동을 지속할 수 있는 능력을 말한다. 근지구력이 있어야 골반과 척추가 중립 위치에서 잘 움직이고 속근육이 활성화되어 오랫동안 동작을 지속할 수 있다.

근육을 강화하는 대근육 운동을 하면 순간적으로 폭발적인 힘을 쓰는 데는 좋을 수 있지만, 정작 환자들이 원하는 '오랫동안 앉아 있거나 서 있는 자세'를 하는 데는 별로 효과가 없다. 이때 필요한 것은 속근육이다.

속근육은 산소가 많이 들어 있는 근육 세포로 구성되어 있는데 이것이 오랜 시간 동작을 수행하게 해준다. 장거리 달리기를 할 때 필요한 근육이 속근육이라면, 단거리 달리기를 할 때처럼 짧은 시간 힘을 쓸 때 필요한 근육이 대근육인 셈이다.

속근육은 척추가 중립 위치를 유지하려고 움직일 때 쓰이는데, 이 과정에서 골반과 척추가 가장 안정된 상태가 되어 척추가 건강하게 바로 설 수 있다. 척추의 중립 위치는 예일대 의과대학 정형외과 의사인 마노하르 판자비(Manohar M Panjabi) 교수에 의해서 연구되었고 다음은 척추의 중립 위치를 설명하는 유명한 그림이다.

척추의 중립 위치는 척추를 구부리고 펼 때 최대한 움직일 수 있는 범위(가동 범위)에서 인위적으로 늘리는 영역(탄성 영역)을 빼주면 된다. 이 범위 안에서 척추가 중립 위치에 있을 때(골반

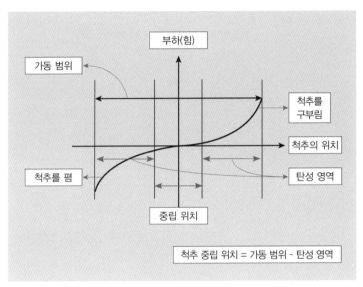

척추의 중립 위치

도 중립) 척추 움직임이 제일 잘 일어나고 속근육도 활성화된다.

허리 통증이 있는 사람과 없는 사람은 속근육을 활성화시키는 방법도 다르다. 요통이 없는 건강한 사람의 경우 몸을 움직일 때 대근육보다 속근육을 먼저 쓴다. 특히 속근육 중에서도 복횡근이 먼저 활성화된다.

복횡근은 가장 대표적인 속근육이다. 골반과 척추가 중립 위치에 놓이고 복횡근을 먼저 쓰게 되면 허리, 팔다리의 대근육을 과하게 긴장시키지 않고 효율적으로 쓸 수 있다. 이 속근육을 쓰고 난 다음 대근육을 쓰는 것이 근육을 쓰는 일반적인 순서라고 보면 된다.

근전도라는 검사 장비를 이용하면 사람이 몸을 움직였을 때 어떤 근육이 언제 수축하게 되는지 그 반응하는 정도를 알 수 있다. 다음 그림을 보면 요통 환자의 경우 팔을 움직일 때 대근육인 척추기립근, 내복사근, 외복사근이 먼저 수축하고 나서 속근육인 복횡근이 활성화된다(팔을 움직이는 기점이 0이라고 본다).

반대로 요통이 없는 사람들은 속근육인 복횡근이 먼저 수축하고 대근육이 나중에 수축한다. 요통 환자는 척추 움직임이 없어 대근육이 긴장한 상태인데, 대근육을 먼저 써서 근육이 수축해버리면 허리 통증이 더 증가한다. 따라서 허리 통증을 없애려면 척추를 중립 위치에 두고 움직이며 속근육을 먼저 써야 한다.

진정한 의미의 코어 운동은 속근육을 단련하는 운동이며, 그보다 선행되어야 할 것은 '척추 움직임'에 집중하는 운동이다. 이것이 허리 디스크를 해결하는 열쇠다. 이를 고려하지 않은 채 대근육에만 집중하는 코어 운동은 허리를 망치는 길이라는 것을 잊지 마시길 바란다. 척추를 중립 위치에 놓고 움직이게 되면 속근육이 활성화되면서 속근육을 먼저 쓰고 대근육을 나

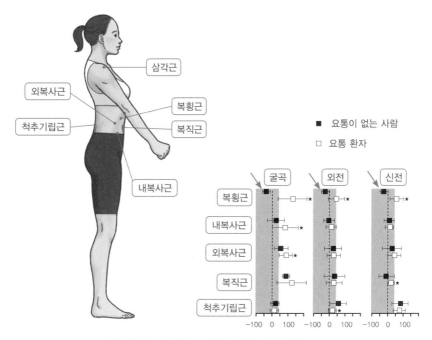

요통 환자와 요통이 없는 사람의 속근육이 활성화되는 순서

중에 쓰는, 몸을 순서대로 쓰는 방법을 알게 된다. 이렇게 될 때 디스크로 인한 허리 통증에서 벗어날 수 있다.

운동을 시작하기 전에
4가지 원칙만 기억하라

디스크 환자들은 "허리가 약하다."라는 말을 "근육이 적다." "근력이 약하다."라고 알아듣는다. 하지만 이 말은 "감각이 소실되었다." "오랫동안 같은 자세로 버티기 힘들다." "움직일 때 아프고 힘들다."가 더 정확한 의미다. 어떻게 보면 같은 것 같지만 완전히 상반되는 개념이다.

운동을 할 때 전자는 '근육'에 집중하고 후자는 '척추의 움직임'과 '속근육의 활성도', '몸이 움직이는 올바른 순서'에 집중하기 때문이다. 무엇에 집중하느냐에 따라 통증이 호전될 수도 있고 아닐 수도 있다. 디스크가 재발할 수도 있고 안 될 수도 있다. 결과는 이렇게 180도 달라진다.

우리가 집중해야 할 것은 '척추의 움직임이 잘 일어나게 해서 속근육의 활성도를 높이는 것'이다. 쉽게 말하면 몸을 움직이게 만드는 운동 조절 시스템이 잘 작동되도록 해주는 것이다. 운동 조절 시스템은 척추를 움직이는 동안 척추가 제자리(중립 위치)를 유지하도록 속근육을 먼저 쓰게 만든다. 이를 잘 작동되게 하려면 다음 4가지 원칙을 반드시 지켜야 한다.

6장 · 요통을 '삭제'하는 기적의 재활 운동법

첫째, 운동 범위가 좁아야 한다. 운동 범위가 넓으면 우리가 집중적으로 치료하고자 하는 척추와 그 주변 근육이 아닌 다른 신체 부분들이 자극을 받는다. 오른쪽 다리가 가려운데 왼쪽 다리를 긁는 셈이다. 척추 관절 주변의 속근육 활성도와 감각 자극에 집중하려면 운동 범위가 좁아야 한다.

둘째, 운동 강도가 약해야 한다. 강도가 세면 근육을 강화하는 운동이 된다. 또 다른 신체 부위에 힘이 들어가 몸에 무리를 주고 원하는 운동 효과도 보기 어렵다. 따라서 강도를 약하게 하는 것이 중요하다.

셋째, 움직임을 천천히 해야 한다. 신체 움직임이 빨라져도 다른 부위에 자극을 주게 된다. 몸을 천천히 움직여야 원하는 신체 부위에 집중할 수 있다.

넷째, 운동은 시간이 날 때마다 자주 하는 것이 좋다. 한번에 과하게 운동하는 것은 운동 조절 시스템을 잘 작동시키는 방법으로 적합하지 않다. 근육 강화가 목표라면 단시간에 최대한의 힘을 끌어내야 하기 때문에 이런 방식으로 해도 된다. 하지만 척추의 움직임과 속근육을 활성화시키고 싶다면 몸이 그 움직임을 자주 기억하게 해주는 방식이 좋다.

허리 통증으로 주사, 시술, 수술을 하게 되면 근육, 관절,

주변 조직이 움직임에 대한 기억을 상실하게 된다. 이때 단순히 급한 불을 끈다는 마음으로 통증만 줄이려고 하면 재발 위험이 높아진다. 그보다는 감각운동 기억을 다시 살리는 것이 중요한데 그러려면 자주, 일정한 시간에 운동을 해주는 것이 좋다.

척추 주변 조직의 감각 기능과 속근육이 활성화되려면 척추가 중립 위치에서 잘 움직여야 하는데, 이때 골반도 안정된 위치에 있어야 한다. 따라서 골반이 제자리에 있는지 알아채는 것도 필요하다. 골반과 척추가 바로 서고 제대로 움직여야 다른 신체 부위를 강화하는 운동을 해도 효과적이란 사실을 잊지 마시라. 그러려면 4가지 원칙을 숙지하고 이를 토대로 꾸준히 운동하는 것이 좋다.

허리 운동 효과를 극대화시키는 방법

"운동을 잘하고 있는지 모르겠어요." "동작을 취할 때마다 자꾸 힘이 들어가요." "따라 하기 정말 힘들어요." 척추 움직임을 활성화시키는 운동을 가르쳐드릴 때마다 환자들이 하는 말이다.

한번은 허리 통증과 다리 저림 증상으로 고생하는 30대 남성분이 치료하고자 찾아온 적이 있다. 그는 오래전부터 걷기, 스쿼트, 복근 운동을 꾸준히 했다고 말했다. 그러나 몸에 힘을 빼는 것도 척추 움직임을 느끼는 것도 너무 어려워했다. 대근육을 발달시키는 데 집중하다 보니 속근육의 기능과 움직임에 대한 감각이 둔해진 탓이다. 속근육에 대한 감각운동 기억상실증에 걸린 셈이다.

척추 움직임 활성화 운동은 근육을 키우고 강화시키는 운동이 아니기 때문에 동작도 크지 않고 힘도 세게 들어가지 않는다. 그래서 환자들에게 이 운동의 접근 방법을 설명할 때 꽤 어렵다. "동작 하나하나에 더 집중하세요." "작은 움직임을 더 기민하게 느끼세요." "다른 신체 부위에 힘이 들어가지 않도록 최대한 힘을 빼세요." "할 수 있는 범위 안에서 동작을 취하면 됩니다. 절대 무리하지 마세요. 반복하는 게 더 중요합니다." 이렇게 말해도 환자들이 어려워한다. 하지만 익숙해지면 정말 쉽게, 효과적으로 운동할 수 있다. 이 운동의 핵심은 더 많은 부하를 감당하고, 더 센 강도를 버티고, 동작의 가짓수를 늘리는 것이 아니다. 움직임 자체를 잘 느끼는 것이다.

움직임을 느끼는 운동의 목적은 움직임을 감지하는 근신경 세포를 더 활성화하는 것이다. 대표적인 근신경 세포인 '근방

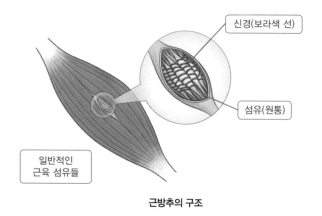

신경(보라색 선)

섬유(원통)

일반적인
근육 섬유들

근방추의 구조

추(muscle spindle)'는 몸의 움직임의 변화를 감지하고 근육의 길
이를 조절하는 초정밀 센서 역할을 한다. 근육 안에 있는 방추
형 캡슐에 싸여 있으며 근방추 안에는 각종 신경들이 분포하고
있다. 정교한 움직임을 만들어내는 데 꼭 필요한 세포로, 주로
움직임을 통해 근육이 활성화되는 곳에 많이 분포되어 있다.

근방추는 대근육보다 속근육에 몇 배 이상 많이 분포해 있
다. 2002년 호주 빅토리아 멜버른 대학교 해부학과 교수 보이
드 클락(Boyd-Clark)이 〈스파인〉에 밝힌 연구 결과에 따르면,
근육 조직 1g당 속근육의 근방추가 대근육의 근방추보다 최소
10배 이상 많다고 한다. 그래서 속근육 운동을 할 때도 이 근신
경 세포들을 활성화하는 데 중점을 두어야 한다. 그래야 움직임

경장근(longus colli): 목의 속근육	48.6개
다열근(mulifidus): 목의 속근육	24.3개
승모근(trapezius): 어깨의 대근육	2.2개
광배근(latissimus dorsi): 등의 대근육	1.4개

근육 조직 1g당 들어 있는 근방추의 개수

을 잘 인지하고 감각운동 기억상실증에서 벗어날 수 있다.

또한 요통 환자라면 운동할 때 어깨나 상복부에 힘이 들어가 있지는 않은지도 살펴야 한다. 몸에 힘이 들어가면 근육이 긴장하여 운동 효과 대신 통증이 심해질 수 있다. 최대한 힘을 뺀 상태에서 편안한 자세를 취하라. 호흡도 멈추지 않고 이어나가라. 그 상태에서 몸의 움직임을 하나하나 느껴라. 그러다 보면 어느새 허리 디스크 통증에서 벗어나게 될 것이다.

허리를 망치는 운동

1. 윗몸 일으키기

윗몸 일으키기는 대표적인 상복부 강화 운동이다. 여성이라면 '11자 복근'을, 남성은 '왕(王)자 복근'을 꿈꾸며 이 운동을 열심히 한다. 그렇다면 요통 환자들에게도 효과적일까?

결론부터 말하면 그렇지 않다. 허리 통증은 근육의 힘이 약해서 생기는 것이 아니라 척추 움직임이 잘 일어나지 않아서 디스크가 병들고 척추 주변 근육이 굳어져 생기는 것이기 때문이다.

윗몸 일으키기를 할 때는 상복부에 힘이 많이 들어가고 이

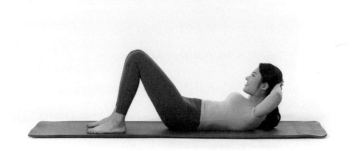

대표적인 윗몸 일으키기 동작

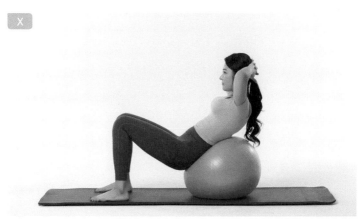

경사진 헬스장 기구나 짐볼을 이용하면 상복부에 힘이 더 들어가 허리 건강에 치명적이다.

자세로 버텨야 하기 때문에 척추기립근에도 힘이 들어간다. 속 근육보다는 대근육을 강화시키는 데 효과적인 운동인 셈이다.

디스크 질환이나 허리 통증이 있는 분들은 척추 근육이 많이 긴장되어 있는데 윗몸 일으키기를 한다고 척추에 더 힘을 주게 되면 근육이 더 긴장하고 디스크 압력은 높아지게 된다. 이때 문에 통증이 더 심해질 수 있다. 따라서 허리 통증이 있는 분이 라면 윗몸 일으키기를 멈춰야 한다.

2. 누워서 다리 들어주기

윗몸 일으키기가 상복부 운동이라면 누워서 다리 들기는 대표적인 하복부 단련 운동이다. 그런데 디스크 환자에게 이 운동은 윗몸 일으키기보다 더 위험하다. 누워서 다리를 들어 올리고 내릴 때 복부의 힘을 써서 움직여야 하는데, 그렇지 못하면 허리에 힘을 주어 버티게 된다.

디스크나 허리 통증이 있는 분이라면 허리의 힘을 제대로 쓰지 못할 테고 허리 아랫부분에 더 큰 자극을 받아 디스크 압력

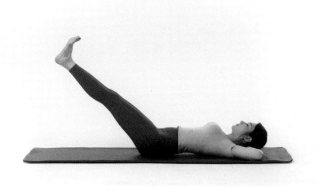

누워서 다리 들기

이 높아진다. 결국 통증도 심해지게 된다.

아랫배가 나온 분들 중 이 운동을 하다가 허리 통증을 호소하며 내원하는 경우를 많이 봤다. 배가 나오면 디스크에 좋지 않으므로 복부 운동을 하는 것인데, 오히려 이것이 통증을 악화시킨다는 것을 알아야 한다.

3. 슈퍼맨 자세

엎드려서 상체를 들어 올려 팔을 앞으로 뻗고 다리를 뒤로 쭉 뻗어 올리는 일명 '슈퍼맨 자세'는 대근육인 척추기립근과 엉덩이 근육을 강화하는 데 좋은 운동이다. 척추를 뒤로 젖히면서 허리 부근에 강력한 힘이 들어가게 되고 엉덩이도 조이게 되기 때문이다. 하지만 허리 통증이 있거나 척추를 잘 움직이지 못하는 분이라면 피해야 할 운동이다.

척추를 뒤로 젖히면 튀어나온 디스크가 안으로 들어갈 것이라고 생각하는 분들이 있는데, 절대 그렇지 않다. 물론 이론적으로 디스크만 보면 그렇게 생각할 수도 있다. 허리를 뒤로 젖히면 디스크가 앞으로 이동하기 때문이다. 하지만 디스크나 요통 환자일수록 튀어나온 디스크만 보고 운동을 해서는 절대 안 된다. 통증에 집중해야 한다.

허리 통증이 있다는 것은 허리 뒤쪽에 있는 후관절이 고정되어 있고 척추를 지지해주는 대근육인 척추기립근이 과도하게 긴장하고 있다는 뜻이다. 이때 허리를 뒤로 젖히면 어떻게 되겠는가?

후관절은 위아래 간격이 더 좁아져 움직임이 사라지고 고정

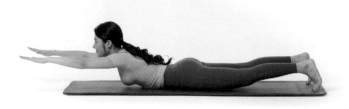

바닥에 배를 대고 누워 상체만 들어 올리고 팔을 앞으로 뻗으면 허리 아래쪽에 무리가 간다.

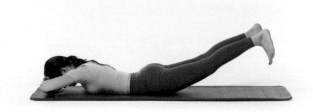

바닥에 배를 대고 누워 다리를 곧게 뻗은 다음 하체만 들어 올리면 허리 위쪽에 무리가 간다.

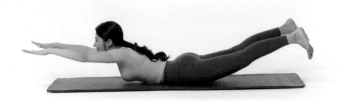

바닥에 배를 대고 누워 상체와 하체 모두 들어 올리면 가장 심하게 허리에 무리가 간다.

된다. 이로 인해 척추기립근은 더 긴장하고 척추의 움직임도 줄어들 것이다. 그러면 당연히 디스크도 영양을 공급받지 못해 염증이 생기거나 튀어나오거나 찢어질 것이다.

이렇게 허리를 인위적으로 젖혀서 튀어나온 디스크를 집어 넣는 운동으로 잘 알려진 '맥켄지 신전 운동' 역시 요통이 있거나 척추가 많이 굳어 있는 사람은 절대 하면 안 된다. 디스크를 집어넣으려다가 오히려 허리 근육을 더 긴장시키고 굳게 만드는 원인이 된다. 당연히 허리 통증도 심해질 것이다.

4. 스쿼트

스쿼트는 다리와 엉덩이 근육을 강화시켜주는 최고의 운동으로 알려져 있다. 먼저 어깨너비로 다리를 벌린 다음, 팔을 앞으로 뻗은 상태에서 허리를 곧게 펴고 무릎과 엉덩이가 수평이 될 때까지 앉는다.

무릎은 발끝보다 튀어나오면 안 되고 무릎 관절로 버텨서도 안 된다. 허리가 휘어서도 안 된다. 이렇게 하면 허벅지 앞쪽과 엉덩이에 힘이 들어가서 하체와 엉덩이 근육이 강화된다.

하지만 허리 통증이 있다면 절대 해서는 안 된다. 요통이나 디스크 환자의 운동 목적이 무엇이라고 했는가. 바로 통증을 줄이는 것이다. 탄탄한 허벅지 근육과 엉덩이 근육을 만들기 위해서가 아니란 말이다.

이 동작의 경우 운동하는 내내 허리를 곧게 펴 고정시킨 상태에서 힘을 주고 있어야 하기 때문에 당연히 척추 부근 근육이 더 많이 긴장한다. 또 인위적으로 엉덩이를 뒤로 빼야 하기 때문에 골반이 앞으로 기울어지는 전방경사가 된다. 이렇게 되면 통증이 있는 사람의 경우 엉덩이와 다리, 허리 근육이 과하게 긴장해 통증이 심해진다.

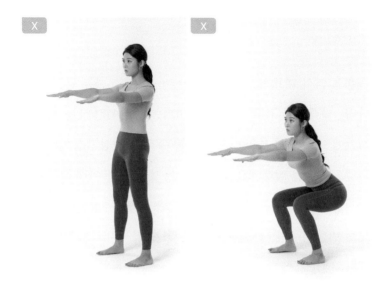

허리 근육을 긴장시키는 스쿼트

스쿼트는 척추를 고정시켜 통증을 악화시킨다. 이렇게 되면 자세는 더 불안정해지고 엉덩이와 다리, 허리 근육까지 과하게 긴장해 통증이 더 심해진다.

골반, 허리 근육이 긴장하여 불안정하게 버티고 있는 디스크나 요통 환자에게 인위적으로 엉덩이와 골반을 뒤로 빼는 행위는 자세를 더 불안하게 만드는 것이다. 또 허리를 곧게 펴 고정하고 있는 것은 척추에 많은 자극을 줄 뿐만 아니라 움직임까지 감소시켜 통증을 악화시키게 된다.

5. 플랭크

플랭크 역시 대표적인 코어 운동이다. 복부는 물론 팔, 어깨, 다리, 발끝까지 고루 힘을 주어 버티는 동작이기 때문에 짧은 시간에 여러 신체 부위에 효과를 볼 수 있는 전신 운동이다.

엎드려 누운 상태에서 상체를 들어 올려 어깨 아래 팔꿈치가 수직으로 오도록 만든다. 어깨와 구부린 팔은 90도를 유지하도록 만들어주며, 몸을 지탱할 수 있게 팔을 바닥에 단단하게 댄다. 배를 등에 바짝 붙인다는 느낌으로 복부에 힘을 준다.

엉덩이가 처지지 않도록 힘을 주고 다리는 곧게 펴 발가락을 바닥에 댄 다음 발끝까지 힘을 준다. 측면에서 봤을 때 머리부터 허리, 엉덩이, 다리까지 사선으로 뻗은 일직선이 되도록 해야 바른 자세다.

그러나 복부에 제대로 힘을 주지 못하면 허리가 바닥 쪽으로 금세 무너져 오히려 척추에 더 큰 자극을 줄 수 있다는 단점이 있다.

특히 허리 통증이 있는 사람일수록 척추의 움직임을 제대로 느끼지 못할뿐더러 근육의 힘을 자기 뜻대로 조절하지 못하기 때문에 몸에 힘이 많이 들어간다. 척추기립근과 어깨 상부 승

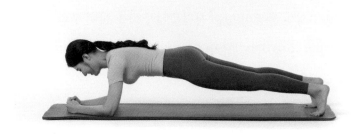

허리 통증을 증가시키는 플랭크
플랭크는 척추기립근과 승모근을 긴장시켜 허리 통증을 악화시킨다.

모근에 과하게 힘이 들어가 근육이 더 많이 긴장하게 되면 허리 통증이 심해진다. 따라서 허리 통증이 있다면 플랭크 역시 해서는 안 된다.

6. 수영과 걷기

병원에서 허리 통증이 있는 사람들에게 가장 많이 권하는 운동이 '걷기'와 '수영'이다. 걷기나 수영이 다른 근육 강화 운동보다 몸에 무리를 덜 주는 것은 맞다.

걷기 같은 경우 팔다리를 움직일 때 사지 관절과 근육을 쓰기 때문에 근육을 강화하는 운동보다 자극이 덜하고 수영은 물속에서 부력을 이용하기 때문에 발바닥이 땅에 닿았을 때 직접적으로 받게 되는 자극보다 강도가 덜하다.

그러나 허리 통증이 있는 사람이라면 말이 달라진다. 걷기 같은 경우 몸을 바른 순서로 쓰지 못하기 때문에 다리나 무릎, 허리에 오히려 더 부담을 줄 수 있다. 수영의 경우에도 허리와 그 주변 근육이 긴장하여 골반과 척추를 잘 움직이지 못하는 상태에서 팔과 다리를 허우적대면 오히려 더 큰 자극을 줄 수 있다. 그러면 통증이 심해진다. 따라서 허리 통증이 있다면 이 역시도 하지 않는 것이 좋다. 통증이 어느 정도 사라지고, 속근육을 활성화하여 척추를 의지대로 움직일 수 있게 되면 그때 해도 늦지 않다.

척추를 건강하게
만드는 운동

요통 환자에게 가장 필요한 운동

건강한 척추를 만들려면 근육이 아닌 척추의 움직임에 집중해야 한다고 강조했다. 특히 근육량을 늘리거나 근육의 크기를 키우는 강화 운동이 아니라, 척추의 움직임을 긴밀하게 느끼도록 해주는 속근육 활성화 운동을 더 많이 해야 한다.

적어도 디스크 환자나 요통을 느끼는 사람이라면 다른 운동보다 척추 움직임을 활성화해주는 운동이 가장 좋고 또 필요하다. 척추를 제대로 움직여주어야 디스크에 영양분이 공급되어 디스크가 건강해지고 허리 통증을 완화시킬 수 있기 때문이다.

디스크를 예방하고 허리 통증을 줄이려는 목적으로 운동을 할 때 딱 3가지만 기억하라. 첫째, 척추 움직임에 집중한 운동을 하라. 근력 강화는 척추 움직임이 충분히 활성화된 다음에 해도 늦지 않다. 고정된 자세나 나쁜 자세로 있거나, 통증에 대한 불안으로 자주 근육이 긴장한다면 더더욱 척추를 움직여주는 운동이 필요하다.

둘째, 내장기를 움직여주는 운동을 하라. 내장기 압력을 높이는 잘못된 식습관을 가진 사람은 척추 건강이 더 안 좋다. 내장기는 척추와 근막으로 연결되어 있어, 내장기의 움직임이 곧 척추의 움직임에도 영향을 미치기 때문이다. 따라서 척추 움직임을 좋게 하고 건강한 디스크를 가지고 싶다면 내장기를 움직여 복부 장기의 압력을 감소시키는 운동에 집중하라.

셋째, 골반의 움직임을 좋게 하고 그 주변 근육들을 이완시키는 운동을 하라. 골반은 척추를 지탱하는 중요한 부위다. 골반이 중립 위치에 있어야 척추도 중립 위치에 놓이고, 골반 주변 근육들이 긴장하지 않아야 척추의 움직임도 좋아진다. 그래야 속근육을 활성화시키는 데에도 도움이 된다.

3단계로 나누어서 운동하라

척추 움직임 운동을 할 때에도 주의할 것이 있다. 통증의 강도에 따라 동작의 강도를 조절해야 한다는 것이다. 척추 움직임을 활성화시키는 운동이 아무리 좋아도 무리한 동작으로 불필요한 자극을 주면 아무 소용이 없다. 따라서 자신이 느끼는 허리 통증의 강도가 심한지 약한지를 먼저 파악한 다음 단계별로 천천히 운동할 것을 권한다.

허리 통증이 극심한 사람인 경우, 1단계 운동을 시행하라. 1단계 운동은 주로 척추의 움직임에 도움을 주는 간단한 동작들로 구성되어 있다. 이 단계의 동작들은 척추를 어떻게 움직이고 디스크를 어떻게 살려야 하는지, 척추 움직임 운동을 어떻게 습관화하는지 알리는 데 목적이 있다.

특히 이 책은 허리 통증이 심하거나 디스크 질환 때문에 고통받는 분들을 위해 쓰였기 때문에 1단계에 해당하는 동작들을 설명하는 데 집중했다. 12가지를 반드시 순차적으로 할 필요는 없다. 통증이 심하면 누워서 하거나 소도구를 활용한 동작들을 해보면 된다. 그리고 나서 통증이 좀 줄어들거나 허리를 조금씩 움직이게 되면 엎드려서 하거나 서서 하는 동작을 더 해보면 좋다. 집이나 회사, 시간이 날 때마다 수시로 따라 하기를 권한다. 실제 허리를 구부리지도, 젖히지도 못했던 40대 여성 환자분에게 1단계 동작 몇 가지를 알려드렸다. 1세트에 10회를 기준으로 골반 뒤로 돌리기 50세트, 허리 안전벨트 운동법 3세트, 땅콩볼을 이용한 척추 깨우기, 복부 내장기 이완 운동을 아침, 점심, 저녁으로 10회 이상 한 환자는 3주 만에 통증이 사라지고 척추 움직임이 좋아졌다.

2단계는 1단계에 비해 허리 통증이 더 완화되고, 척추 움직임이 잘 일어나게 됐을 때 따라 해보면 좋을 동작들로 구성되어 있다. 2단계 동작들은 척추를 좀 더 안정적으로 만들고 속근육을 활성화시키는 데 목적이 있다. 열심히 따라 하다 보면 척추의 움직임을 좀 더 잘 느끼게 될 것이다.

마지막으로 3단계는 허리 통증이 거의 없을 때 하는 동작으로, 기능적인 움직임을 통해 척추와 속근육의 활성도를 높이는 데 목적이 있다. 주로 2단계 동작들을 응용하거나 이것의 심화된 버전으로 좀 더 반복하는 것들이 대부분이다.

지금부터 각 단계별로 따라 하면 좋을 동작들을 소개할 것이다. 자신에게 맞는 단계의 동작들을 골라 꾸준히 반복하되, 무리하지 않는 것이 가장 중요하다는 것을 잊지 말자.

척추 움직임 운동

1. 골반 뒤로 돌리기

1단계 운동 중에서 가장 먼저 소개할 동작은 골반 뒤로 돌리기다. 골반의 정렬을 바로잡는 동작으로, 골반을 중립 위치에 맞춰 안정 되도록 돕는다. 그래야 골반과 척추 주변 근육이 이완되면서 척추도 중립 위치에 오게 되고 움직임도 좋아진다. 특히 이 동작은 앞으로 소개할 모든 운동의 기초 동작이기도 하다. 따라서 먼저 이 동작을 잘할 줄 알아야 한다.

허리는 움직이지 않고 골반만 뒤로 돌렸다가 다시 제자리로 돌아오는 동작이다. 누워서 하는 것을 기본으로 하되, 앉아 있을 때나 서 있을 때도 할 수 있다. 동작을 할 때는 하복부에만 힘을 주고 상복부나 허리, 어깨, 다리 등에는 힘이 들어가지 않도록 주의해야 한다.

호흡은 골반을 회전할 때 코로 편안하게 들이마시고 내뱉으면 된다. 수시로 해주면 허리 디스크나 허리 통증은 물론 골반 통증을 완화시키는 데도 도움이 된다. 총 10회 반복한다.

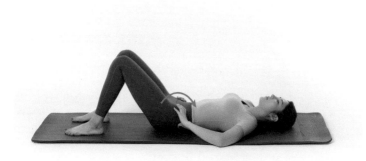

① 골반 뒤로 돌리기
똑바로 누운 다음 다리를 구부려 세운다. 시계 방향으로 골반을 뒤로 돌렸다가 제자리로 돌아온다.

6장 · 요통을 '삭제'하는 기적의 재활 운동법

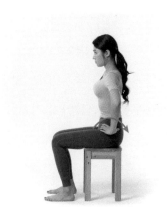

② 앉아서 골반 뒤로 돌리기

몸은 위로 당겨져야 하고, 허리는 너무 꼿꼿
이 세우지 않는다. 가슴 아래쪽은 뒤로 넣고
골반만 위의 그림과 같이 뒤로 돌리고 제자
리로 돌아온다.

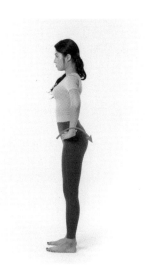 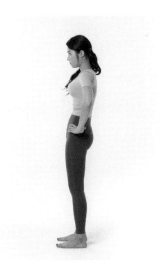

③ 서서 골반 뒤로 돌리기

척추를 펴고 골반 앞쪽 튀어나온 부분에 손을 댄 다음 바로 서는 것이 준비 자세다. 이때 허
리가 너무 꼿꼿하지 않도록, 무게 중심이 발 앞쪽에 쏠리지 않게 주의한다. 골반을 뒤로 돌
리고 다시 제자리로 돌아오는데, 이때 허리가 움직이면 안 된다. 골반이 돌아가는 방향을 따
라 움직임을 느끼는 것이 중요하다.

2. 누워서 무릎 당기기

두 번째는 누워서 무릎을 몸통 쪽으로 당기는 동작이다. 일명 '바람 빼기 자세'라고도 한다. 한쪽 무릎을 번갈아 당기거나, 양쪽 무릎을 감싸 안아 당겨주면 된다. 이 동작은 굳어 있던 허리 아랫부분과 엉덩이 근육을 이완시키는 데 도움이 되어, 결과적으로 척추 움직임을 활성화시키는 데에도 좋다.

무릎을 당길 때에는 방향이 가슴을 향해 있는지, 엉덩이가 바닥에서 뜨지 않았는지 확인해야 한다. 바닥에서 뜨면 허리 아랫부분과 엉덩이 근육이 아닌 다른 부위가 운동이 되어 효과가 없다.

골반이 틀어진 상태에서 무릎을 당기면 가슴 안쪽이나 바깥쪽으로 당기게 되어 고관절에 무리가 된다. 또한 무릎을 당긴다고 억지로 힘을 주면 어깨나 상복부에도 힘이 들어가 근육을 긴장시킬 수 있으므로, 너무 무리해서 당기지 않도록 한다. 무릎이 불편하다면 허벅지 뒤쪽을 두 팔로 감싸고 당기면 된다.

숨을 깊이 들이마신 다음, 무릎을 가슴 쪽으로 당길 때 코로 편하게 내뱉는다. 당긴 자세는 7초 동안 유지하며 양쪽 무릎을 번갈아 가며 총 10회 반복한다.

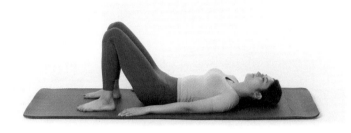

① 준비 자세

똑바로 누운 다음 양쪽 무릎을 구부려 세운다. 발과 무릎은 엉덩이 쪽으로 당겨주고 팔은 몸 옆에 편안하게 둔다.

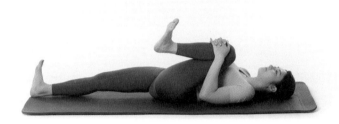

② 한쪽 무릎 당기기

구부린 무릎 중 한쪽을 두 팔로 감싸 쥔다. 감싸 쥔 손이 무릎 정중앙에 오도록 한다. 발끝은 하늘을 향해 세운 다음 무릎과 발목을 함께 천천히 가슴 쪽으로 당겨준다.

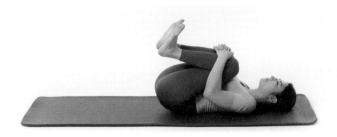

③ 양쪽 무릎 당기기

②번과 동일한 방법으로 실시한다.

3. 이상근 스트레칭

세 번째 동작은 이상근 스트레칭이다. 이상근은 엉치뼈(천골)에서 고관절로 이어진 근육이다. 이 동작은 누워서 무릎과 다리, 발목을 구부려 가슴 쪽으로 당겨주었던 두 번째 동작을 변형한 것이다. 무릎과 다리를 구부려 세운 다음 한쪽 다리의 허벅지 위에 반대쪽 발목을 얹어 몸통 쪽으로 당겨주면 된다. 정면에서 봤을 때 다리 모양이 숫자 '4'처럼 된다.

여기가 아프면 허벅지, 종아리, 다리가 저리거나 허리, 좌골 신경통의 원인이 된다. 따라서 오래 앉아 있는 사람일수록 이 스트레칭을 자주 해주면 좋다. 그러면 고관절과 골반이 이완되어 다리 저림 증상이 좋아진다. 골반이 이완되면 자연스럽게 척추의 움직임도 좋아지고 손상된 디스크나 허리 통증이 빨리 회복될 수 있다.

다만 이 동작을 할 때는 어깨나 복부 등 불필요한 곳에 힘이 들어가면 안 되므로, 무리하게 당기지 않도록 한다. 당길 때 엉덩이가 바닥에서 떠도 안 된다. 당길 때 코로 천천히 숨을 내뱉으며, 7초 동안 유지한다. 양쪽 번갈아 가면서 10회 반복한다.

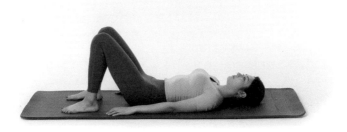

① 준비 자세
똑바로 누운 다음 양쪽 무릎을 구부려 세운다.

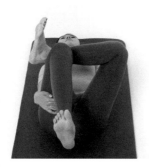

② 다리 모양 4자 만들기
구부린 한쪽 다리의 허벅지 위에 반대편 발목을 얹어 4자 모양을 만들어준다.

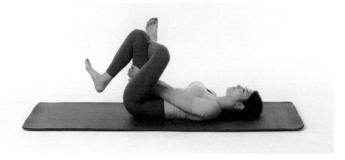

③ 다리 끌어안아 가슴 쪽으로 당기기
손은 당기려는 다리 안쪽(허벅지 뒤쪽) 사이에 넣어 깍지를 낀다. 허벅지 뒤쪽에 있던 손을
이용해 다리를 가슴 쪽으로 당긴다.

4. 척추 회전 운동

네 번째는 척추 회전 운동이다. 골반은 고정하고 척추와 늑골을 반대 방향으로 움직여서 스트레칭을 해주는 운동으로, 몸통의 관절을 움직여주고, 근육을 이완시켜주는 것은 물론 올바르게 호흡할 수 있도록 도와준다.

수시로 반복해주면 척추의 움직임이 좋아져 허리 통증도 완화되고 디스크도 건강해진다. 허리 통증으로 척추의 움직임이 소실된 사람, 척추를 움직이면 더 크게 잘못될 것이라 두려워하는 불안 장애가 심한 사람에게 특히 좋은 운동이다.

이 운동을 할 때는 팔을 반대 방향으로 뻗을 때 골반이 상체를 따라 움직이지 않는 게 가장 중요하다. 따라서 땅콩볼이나 쿠션 같은 도구를 사용하면 좋다. 무릎 사이에 껴서 조이면 골반이 고정되어 척추를 반대로 회전하기가 더 쉬워진다.

척추도 회전할 수 있는 범위까지만 하도록 한다. 만약 척추를 너무 많이 회전하면 몸에 힘이 들어가 근육이 긴장하여 운동을 다 하고 난 다음 통증이 심해질 수 있다. 운동을 할 때는 양쪽을 번갈아 가며 10회 반복한다.

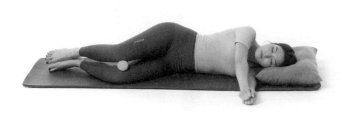

① 준비 자세

옆으로 누운 다음 양팔은 겹친 상태로 쭉 뻗는다. 무릎을 구부려 양 무릎 사이에 땅콩볼을 끼고 단단히 조인다. 골반이 움직이지 않도록 고정시키기 위함이며, 땅콩볼이 없으면 쿠션으로 대체해도 된다.

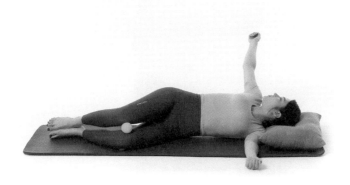

② 척추 회전시키기

누운 상태에서 위에 있던 팔을 반대 방향으로 천천히 움직인다. 코로 숨을 천천히 내뱉으며 척추가 움직일 때 팔과 시선은 자연스럽게 따라가면 된다. 허리와 머리도 따라 넘어갈 수 있는 만큼 움직이고 다시 제자리로 돌아온다.

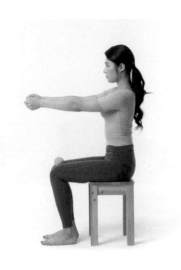

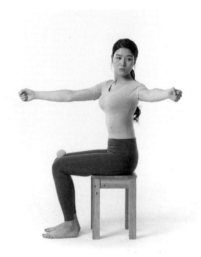

③ 앉아서 척추 회전하기
앉아서 할 땐 어깨에 힘이 많이 들어가므로 어깨가 위로 올라가지 않게 조심해야 한다. 허리도 너무 꼿꼿이 세우지 말고 회전할 수 있는 만큼 움직이며 다시 제자리로 돌아온다.

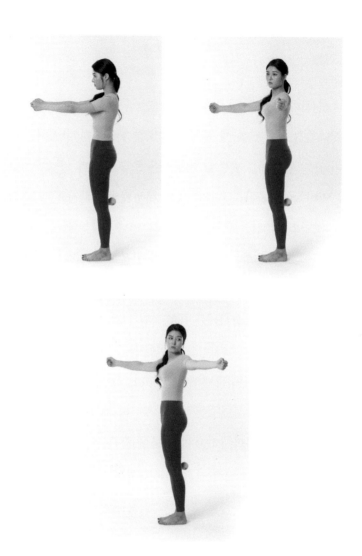

④ 서서 척추 회전하기

앉아서 할 때와 마찬가지로 어깨가 올라가지 않도록 조심해야 한다. 회전할 수 있는 만큼만 움직이고 제자리로 돌아온다.

5. 런지 1, 2

다섯 번째 동작은 런지다. 대표적인 하체 운동으로, 앞다리와 뒷다리를 구부렸을 때 90도가 되도록 한다. 하지만 허리 통증이 있는 환자들을 위한 런지 동작은 조금 다르다.

일반 런지는 허리를 꼿꼿하게 세우지만, '런지 1'과 '런지 2'는 허리와 상체를 최대한 앞으로 숙인다. 척추에 불필요한 힘이 들어가지 않게 하고, 허벅지의 힘을 기르기보다는 골반을 아래로 누르며 스트레칭을 하는 데 중점을 둔다.

허리 근육을 긴장시키는 대표적인 근육이 복부 앞쪽에 있는 장요근인데, 장요근이 긴장하여 골반이 앞쪽으로 기울어지면 척추도 중립 위치에서 벗어나 통증이 심해진다. 런지 1과 2는 이 장요근을 이완시켜주는 동작으로, 허리 근육을 풀어주고 척추 움직임을 활성화시키는 데 도움을 준다.

이 운동을 할 때는 허리가 뒤로 젖히지 않도록 주의하고 허리 통증이 심해지지 않는 범위 안에서 스트레칭을 진행해야 한다. 런지 1 같은 경우 뒷다리의 무릎 내측과 다리 안쪽이 바닥에 닿을 수 있게 신경 써야 한다.

숨을 들이마셨다가 몸을 숙여 골반을 스트레칭할 때 숨을 내

뺄으며 근육을 이완시킨다. 런지 1과 2는 각각 7초 동안 유지한다. 이때 두 동작을 연결해서 하면 좋다. 양쪽을 번갈아 가면서 10회 반복한다.

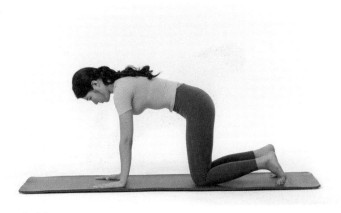

① 준비 자세
먼저 네발로 기어가는 자세를 취한다. 어깨 아래 손목이 오고 엉덩이 아래 무릎이 와야 한다. 발끝은 세워서 바닥에 단단하게 밀착시킨다.

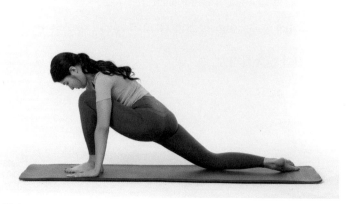

② 런지 1

한쪽 다리를 양손 사이로 가져와 일직선이 되도록 만들고, 무릎은 90도로 유지한다. 통증이 없는 범위에서 뒷다리를 뻗고 골반을 뒤로 돌려주며 뒷다리의 무릎 내측이 바닥에 닿게 한다. 발은 바깥쪽으로 돌려 발목 내측이 바닥에 닿도록 만든다. 몸을 앞으로 숙이고 엉덩이를 바닥으로 내려 뒷다리의 골반 앞쪽을 늘려준다.

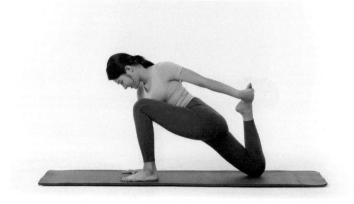

③ 런지 2

런지 1의 자세에서 뒷다리의 발끝을 반대 팔로 잡고 엉덩이 쪽으로 당긴다. 골반을 뒤로 돌려주고 숨을 내뱉으면서 엉덩이를 바닥 쪽으로 내려준다. 이때 골반과 다리 아래쪽은 런지 1의 자세보다 조금 더 스트레치가 된다.

6. 90-90 스트레칭

여섯 번째 동작은 90-90 스트레칭이다. 누워 있는 상태에서 다리를 번갈아 가며 구부렸다가 펴는 동작으로, 구부릴 때의 각도가 90도라고 해서 붙여진 이름이다. 허리, 다리, 몸의 뒤쪽 근육들은 서로 연결되어 있기 때문에 허리가 굳으면 다리 뒤쪽에 있는 근육도 굳는다. 특히 허벅지 뒤쪽 햄스트링도 같이 굳는다.

햄스트링이 긴장하면 허리를 구부리지 못하게 되므로, 이 스트레칭을 통해 햄스트링을 이완시키는 것이 중요하다. 그래야 허리 근육에 쌓인 긴장도 풀리고 허리 통증도 줄어들어 허리도 잘 구부릴 수 있게 된다.

다만 이 운동도 너무 세게 힘을 주거나 근육을 늘리려고 하면, 오히려 더 근육이 긴장하게 되므로 주의해야 한다. 짧고 굳어버린 근육을 한 번에 많이 늘리고 빨리 좋아지게 하려는 욕심을 버리자. 조금씩 자주 반복하는 게 중요하다. 그럼 다음 그림을 보며 따라 해보자. 동작은 7초 동안 유지하고 10회 반복한다. 반대쪽도 같은 방법으로 실시한다.

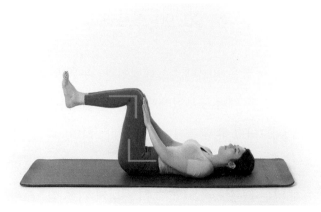

① 준비 자세

똑바로 누운 다음 양쪽 다리를 구부린다. 이때 고관절과 무릎이 각각 90도를 유지해야 한다. 양손은 무릎 위에 가져다댄다.

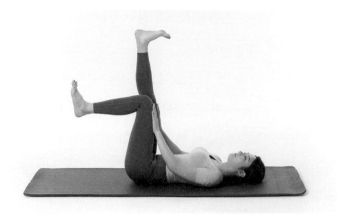

② 90-90 스트레칭

접었던 다리 중 한쪽을 편다. 무릎을 폈을 때 양쪽 손바닥이 무릎에서 멀어지면 안 된다. 숨을 들이마시며 접었다가 내쉬며 다시 편다.

7. 땅콩볼을 이용한 척추 깨우기

일곱 번째는 땅콩볼을 이용한 척추 깨우기이다. 몸의 감각이나 척추의 움직임을 자기 의지대로 느끼지 못할 때, 정확히 어떤 부위에 힘을 주고 움직임을 느껴야 하는지 알고 싶을 때, 약한 강도로 운동을 하고 싶을 때 이런 소도구를 이용하면 좋다.

땅콩볼을 이용해 척추를 깨울 때에는 팔, 다리, 허리를 직접 움직여 근육을 이완시키는 것이 중요한 게 아니라 땅콩볼을 통해 해당 부위에 오는 자극을 느끼는 것이 더 중요하다. 소도구의 도움을 받아 해당 부위에 일정한 강도로 힘을 주어 스스로 움직이려고 노력해야 한다.

골반부터 순서대로 움직이며 땅콩볼이 닿는 부위가 척추 움직임에 영향을 주는 부위라고 생각하면서 몸을 움직이면 된다. 움직일 때마다 코로 편안하게 숨을 내쉬면서 이완한다.

부위마다 10회씩 반복하며, 땅콩볼을 댄 부위가 아프면 수건으로 감싸 닿을 때 오는 자극의 강도를 조절한다. 수시로 반복해주면 척추 움직임을 되살려 손상되거나 튀어나온 디스크를 회복할 수 있고, 척추 건강을 바로잡을 수 있다.

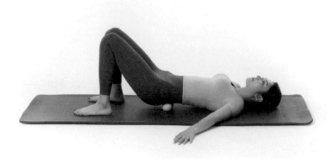

땅콩볼로 척추 깨우기

등에 땅콩볼을 댄 채로 바닥에 눕는다. 무릎을 구부려서 골반과 척추가 땅콩볼과 밀착되게 한다. 좌상단부터 시계 방향으로 골반, 허리, 양쪽 견갑골 위와 아래 순서대로 땅콩볼을 가져다 댄다. 골반의 경우 뒤로 돌리고, 허리는 좌우로 움직인다. 땅콩볼이 닿는 부위의 움직임과 느낌에 집중한다.

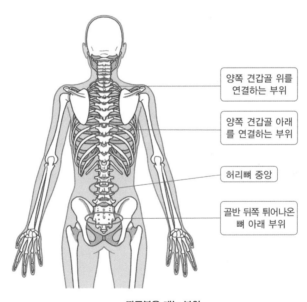

양쪽 견갑골 위를 연결하는 부위

양쪽 견갑골 아래를 연결하는 부위

허리뼈 중앙

골반 뒤쪽 튀어나온 뼈 아래 부위

땅콩볼을 대는 부위

6장 · 요통을 '삭제'하는 기적의 재활 운동법

8. 땅콩볼을 이용한
복부 내장기를 이완하는 운동

여덟 번째도 땅콩볼을 이용한 운동이다. 앞서 땅콩볼을 이용해 척추의 움직임을 느껴보았다면, 이제 이 소도구를 이용해 긴장한 근육을 이완시키는 것이다.

특히 내장기와 복부 앞쪽의 근육을 이완시켜주면 좋은데, 복부 압력이 낮아져 허리 근육도 이완되고, 결과적으로 척추 움직임도 잘 일어나 건강한 디스크를 가질 수 있게 된다.

이 운동은 엎드려 누워 배를 바닥에 댄 상태에서 배꼽 주위에 땅콩볼을 놓고 몸통과 골반을 움직여 근육을 풀어주는 것이다. 땅콩볼을 세로로 놓거나 가로로 놓고 좌우로 움직여주는 간단한 동작이다.

이 운동을 할 때는 식후 1시간 이후 혹은 그 이상 충분히 시간을 두고 음식물을 소화시킨 다음 해야 불편한 자극이 없다. 움직일 때마다 코로 편안하게 호흡하며, 부위마다 10회씩 반복한다. 만일 땅콩볼을 댄 부위가 아프면 수건으로 감싸 자극의 강도를 조절한다.

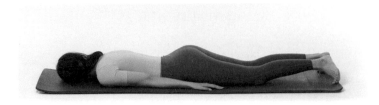

① 준비 자세

배를 바닥에 대고 눕는다. 골반이 뒤로 돌아가 골반과 허리가 안정될 수 있도록 발뒤꿈치는 붙인다.

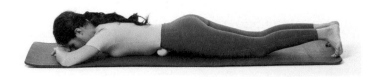

② 움직일 부위에 땅콩볼 대기

누워 있는 상태에서 배꼽 부근에 땅콩볼을 가져다 댄다. 땅콩볼을 배꼽에 걸쳐지게 위아래에 세로로 놓고 몸통과 골반을 좌우로 움직인다. 그러고 나서 다시 배꼽 아래에 땅콩볼을 가로로 놓고 몸통과 골반을 좌우로 움직인다.

9. 반 박쥐 자세로
늑골과 옆구리 늘리기

늑골과 옆구리 근육이 이완되면 다리 근육의 긴장이 풀어질 뿐만 아니라 호흡량도 늘어 몸 전체의 긴장이 완화된다. 당연히 척추 움직임도 좋아져서 디스크가 건강해진다.

반 박쥐 자세로 스트레칭을 하는 이 동작은 늑골과 옆구리를 늘려 근육을 이완시켜주는 데 탁월한 효과가 있다. 이 자세는 무리해서 유연하게 움직이는 것이 목적이 아니다. 무리하게 늘리려고 하면 오히려 근육이 긴장하여 역효과가 난다. 그보다는 스스로 할 수 있는 만큼만 스트레칭을 해서 늑골과 옆구리가 늘어나는 것을 느끼는 것이 중요하다. 따라서 바른 자세로 호흡하며 할 수 있는 만큼의 강도로 근육을 이완하면 된다.

먼저 펴고 있는 다리와 구부린 다리가 일직선상에 있어야 한다. 상체를 앞으로 숙이지 말고 옆으로 움직이는데, 머리 방향인 위에서부터 다리 방향인 아래로 기울여야 한다. 호흡은 몸이 다리 방향으로 내려갈 때 코로 숨을 내뱉으면 된다. 동작은 7초 동안 유지하며, 좌우 번갈아 가면서 10회 반복한다.

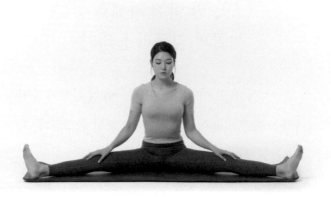

① 준비 자세

허리를 바로 세우고 앉은 다음, 무게 중심을 엉덩이에 둔다. 양쪽 다리를 할 수 있는 만큼만 넓게 벌린다. 발가락은 하늘 방향으로 세운 다음 힘을 주어 안쪽으로 기울어지지 않게 고정한다. (박쥐 자세)

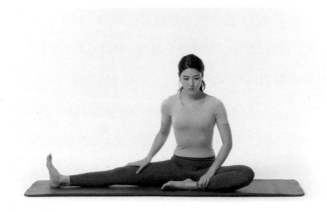

② 반 박쥐 자세 취하기

①번 박쥐 자세에서 한쪽 다리만 구부려 반 박쥐 자세를 한다. 구부린 다리의 뒤꿈치가 회음 부분에 오도록 당긴다.

6장·요통을 '삭제'하는 기적의 재활 운동법

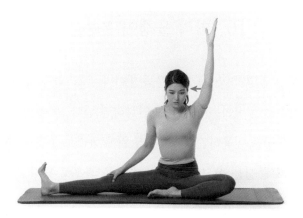

③ 양팔 정렬하기
구부린 다리와 같은 방향의 팔을 귀 가까이에 대고 쭉 편다. 쭉 뻗은 다리와 같은 방향의 팔은 다리의 대퇴부 쪽이나 무릎의 편한 위치에 둔다.

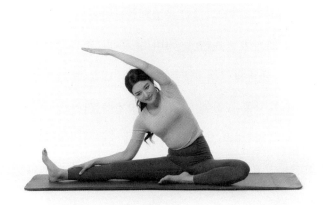

④ 옆구리와 늑골 늘리기
귀 옆에 붙인 팔과 몸통을 쭉 뻗은 다리 쪽으로 기울인다. 이때 팔이 구부러지거나 귀와 멀어지지 않도록 하며, 어깨는 내리고 몸통이 앞으로 기울지 않도록 가슴이 정면을 향하게 한다. 몸은 가능한 만큼만 내려가면 된다.

10. 허리 올챙이 운동법

열 번째는 일명 '허리 올챙이 운동법'이다. 꼬리와 몸통을 이용하여 좌우로 움직이는 올챙이를 연상하면 된다. 폼롤러라는 원통형 소도구를 이용하는데, 폼롤러 위에 똑바로 누운 다음, 팔과 다리로 중심을 잡고 올챙이처럼 몸을 좌우로 왔다 갔다 움직이며 척추와 골반의 움직임을 느껴보는 것이다. 이렇게 하면 척추와 골반이 안정됨은 물론 척추 주변 근육도 이완되어 척추의 움직임에 대한 감각 기능이 살아난다.

이 운동을 할 때는 폼롤러에서 머리가 움직이거나 다리가 바닥에서 떨어지지 않는 것이 중요하다. 따라서 무릎 사이에 땅콩볼이나 베개 등을 넣고 조이면 더 좋다. 손과 발바닥을 써서 균형을 잘 잡아야 하며, 폼롤러에서 내려올 때도 천천히 내려와야 한다. 균형을 잘 잡게 되면, 팔짱을 껴서 양팔을 가슴에 올려두고 움직인다. 척추를 움직일 때 숨을 들이마시고 내뱉으며 천천히 호흡하고, 좌우로 왔다 갔다 하는 것을 10회 반복하면 된다.

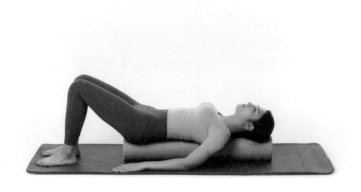

① 폼롤러 위에 똑바로 누워서 양쪽 무릎을 구부린다. 이때 머리는 폼롤러 위에 고정하고 팔은 바닥에 떨어지는 위치에 편안하게 둔다(만약 폼롤러가 없으면 바닥에 누워서 실시해도 된다).

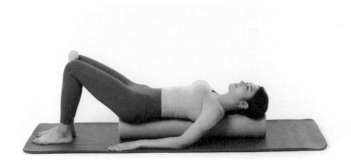

② 누운 상태에서 골반을 뒤로 기울인다. 양쪽 무릎 사이에 땅콩볼을 껴 넣고 빠지지 않게 무릎을 조여서 고정한다. 그러고 나서 골반과 척추를 좌우로 움직인다.

11. 개구리 운동법

열한 번째로 소개할 동작은 일명 '개구리 운동법'이다. 네발로 기어가는 자세에서 엉덩이를 발뒤꿈치로 내려 무게 중심을 뒤에 두는 동작인데, 그 모습이 꼭 개구리가 뛰어오르기 전과 닮아서 별칭이 개구리 운동법이다.

이 운동을 열심히 하면 양쪽 고관절과 골반의 가동성이 좋아지고 그 주변 근육이 이완되어서 척추의 움직임도 좋아진다. 만약 통증이 없다면 무릎 간격을 어깨너비에서 좁히기도 하고 늘리기도 하며 운동 범위에 변화를 주면 된다.

단, 통증이 있다면 무리해서 엉덩이를 발뒤꿈치 쪽으로 내리지 않는다. 동작을 연결하여 총 10회 반복한다.

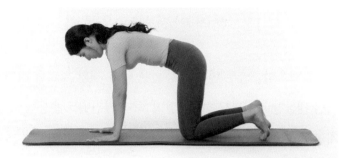

① 네발로 기어가는 자세에서, 어깨 아래 손목, 엉덩이 아래 무릎이 오도록 하고 무릎은 어깨너비로 벌린다. 허리가 바닥으로 처지지 않도록 하며 골반은 뒤로 돌려서 허리와 평행하도록 만든다.

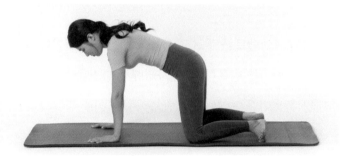

② ①번 자세에서 양쪽 발뒤꿈치 내측을 바닥에 붙인다.

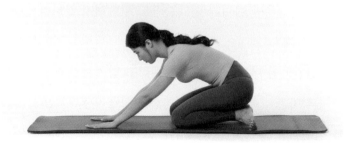

③ 숨을 내쉬며 발뒤꿈치 쪽으로 엉덩이를 내린다. 다시 숨을 들이마시며 원위치로 돌아온다.

12. 허리 안전벨트 운동법

1단계 마지막, 열두 번째 운동법은 내가 재활 치료를 하면서 직접 개발한 것이기도 하다. 일명 '허리 안전벨트 운동법'이다. 채널A 〈나는 몸신이다〉라는 방송 프로그램에 출연해서 한번 소개하기도 한 운동법인데, 탄성이 없는 도구(안전벨트)를 이용해 허리를 안전하게 보호하면서 척추의 움직임을 만들어주는 것이다.

허리에 안전벨트를 두르고 가능한 만큼 허리를 천천히 숙였다가 일어나기를 반복한 후 제자리에서 다리를 들어 올려주는 간단한 운동이다. 이를 자주 반복해주면 척추 관절과 그 주변 근육이 이완되어서 척추의 움직임을 만들어주는 것은 물론, 좁아진 척추 사이에 공간을 만들어 디스크가 받는 압력을 낮출 수 있다. 그뿐만 아니라 혈액순환도 원활해지고 허리 통증도 줄일 수 있다.

안전벨트를 이용하면 벨트가 허리를 받쳐주기 때문에 갑자기 움직여 동작이 틀어지는 위험한 상황을 막을 수 있다. 그만큼 안전하고 스스로 통증 범위를 조절하면서 허리를 숙일 수 있어 좋다. 아침, 점심, 저녁, 최소 10회 이상 반복하면 혼자서도 부드럽게 허리를 바닥으로 숙였다가 들어 올릴 수 있게 된다. 특히 허리를 쓰면 디스크가 터질까 봐 움직이지 못하던 분들에게 효과적인 운동법이니 적극 추천한다(단, 척추 유합 수술을 시행한 경우나 허리 디스크, 허리 통증이 급성으로 온 경우에는 운동하지 않는다).

운동을 할 때에는 양 무릎 사이에 땅콩볼이나 베개 등 조일 수 있는 물건을 함께 사용하면 골반이 안정되어서 더 좋다. 탄력 밴드처럼 힘을 주어 당겼을 때 늘어나는 것만 아니면 된다.

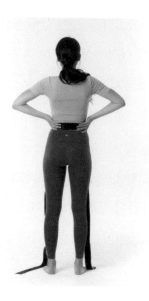

① 디스크가 제일 많이 상하는 요추 4, 5번 부위(양쪽 골반 위쪽을 따라가다 보면 만나는 척추)에 벨트를 가져다 댄다.

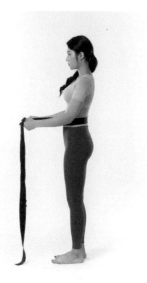

② 벨트의 길이는 사진처럼 조금 길게 잡는 것이 좋다. 너무 짧으면 팔에 힘이 많이 들어간다.

6장 · 요통을 '삭제'하는 기적의 재활 운동법

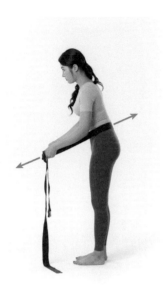

③ 허리는 뒤로 밀고, 벨트를 잡은 손은 앞으로 살짝 당긴다. 힘의 방향이 서로 반대로 향하되(밀당의 힘), 너무 세게 밀거나 당기면 안 된다.

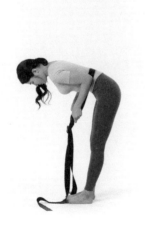

④ ③번처럼 밀고 당기는 상태를 유지하면서 가능한 만큼 (통증이 없는 범위) 허리를 숙인다. 허리를 숙일 때는 머리, 목, 등, 허리, 골반 순으로 숙인다.

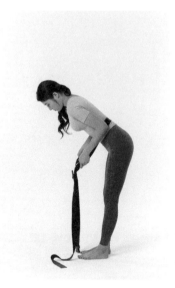

⑤ 허리를 숙인 상태로 밀고 당기기를 3초간 유지한다. 그러고 나서 벨트를 밀어낸다는 느낌으로 허리를 들어 올린다. 허리를 펼 때는 골반, 허리, 등, 목, 머리 순으로 일어난다.

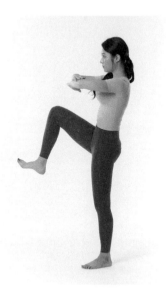

⑥ ⑤번까지 하고 나면 팔짱을 끼고 한쪽 무릎을 90도로 구부려 높게 올린다. 양쪽 번갈아 가며 제자리걸음을 10회 한다.

6장 · 요통을 '삭제'하는 기적의 재활 운동법

척추 움직임 운동

1. 누워서 한쪽 팔과
반대쪽 다리 들어주기

1단계 운동을 통해 허리 통증이 완화되고, 척추 움직임이 일어나게 되었다면 2단계 운동을 실시하면 된다. 2단계 운동은 1단계에서 했던 동작들을 응용하거나 좀 더 심화된 내용들이 많다.

2단계는 주로 척추의 안정성을 강화하고 속근육을 활성화하는 데 도움이 되는 운동들로 구성되어 있다. 남은 허리 통증을 줄여주고 손상된 허리 디스크를 회복시켜주는 데 효과적이다.

첫 번째는 똑바로 누운 상태에서 한쪽 팔과 반대쪽 다리를 들어주는 동작이다. 이 동작은 척추와 골반 후면부 움직임을 좋게 해주고 활성화시키는 데 도움이 된다.

단, 운동을 할 때에는 골반과 허리가 움직이지 않고 안정적인 상태에서 하는 것이 중요하므로 허리가 바닥에서 뜨지 않도록 유의해야 한다. 팔과 다리를 들 때에도 할 수 있는 만큼만 해야 한다. 각각의 동작을 5초 동안 유지하며, 양쪽 번갈아 가며 5회 반복한다.

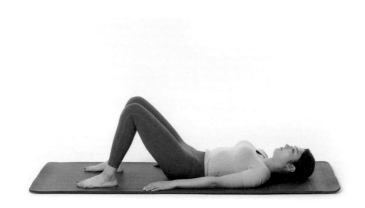

① 준비 자세
똑바로 누운 다음 양쪽 무릎을 구부려 세운다. 두 손은 자연스럽게 몸 옆에 둔다. 골반을 뒤로 돌리고 허리는 바닥에 붙인다.

6장·요통을 '삭제'하는 기적의 재활 운동법

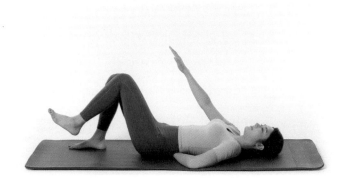

② 한쪽 팔과 반대쪽 다리 들기 (기본 단계)

한쪽 손등을 허리 사이에 넣어 골반과 허리 경계에 두고, 같은 쪽 다리를 바닥에서 조금 든다. 동시에 반대편 팔도 바닥에서 떼어 뻗는다. 골반은 뒤로 돌리고 허리는 바닥에서 뜨지 않도록 밀착한다. 이 자세에서 코로 숨을 내뱉으며 5초 동안 유지한다.

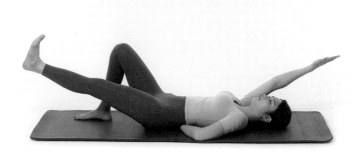

③ 들어 올린 팔과 다리 뻗기 (심화 단계)

②의 자세에서 팔은 머리 위 방향으로, 다리는 발끝 방향으로 쭉 뻗어 들어 올린다. 팔과 다리는 무리가 되지 않는 범위(허리가 뜨지 않는) 안에서 들어준다(이는 ②의 동작이 잘될 때 실시한다). 코로 숨을 내뱉으며 5초 동안 유지한다.

2. 네발로 기어가는 자세에서
한쪽 팔과 반대쪽 다리 들기

두 번째는 네발로 기어가는 자세에서 한쪽 팔과 반대쪽 다리를 들어 올리는 동작이다. 이 동작 역시 척추를 좀 더 안정적으로 만들어주고, 속근육을 좀 더 활성화시켜준다. 또한 척추와 골반 전면부의 움직임을 좋게 하고 활성화하는 데에도 도움을 주어, 허리 통증과 디스크 회복에도 탁월하다.

　이 동작을 할 때는 골반과 몸통이 한쪽으로 돌아가지 않고 평행하도록 잘 유지해야 하며 팔과 다리를 뻗어서 들어 올릴 때에도 무리하지 말고 할 수 있는 만큼만 하면 된다. 각 동작마다 5초 동안 유지하고, 양쪽 번갈아 가면서 총 5회 반복한다.

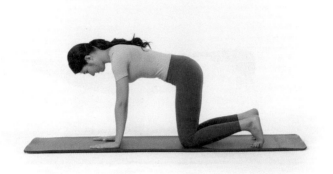

① 준비 자세

네발로 기어가는 자세를 만든다. 허리는 펴고, 어깨 아래 손목, 엉덩이 아래 무릎이 오도록 한다. 발끝은 세워 바닥에 대고 균형을 맞춘다. 골반은 뒤로 돌려 중립 위치에 오게 하고, 척추가 앞으로 젖혀지거나 아치 모양으로 처지지 않았는지 확인한다.

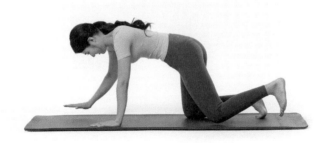

② 한쪽 팔과 반대쪽 다리 들기 (기본 단계)

골반을 뒤로 돌리고 안정적인 자세가 되었다면, 한쪽 손과 반대쪽 무릎을 바닥에서 살짝 뗀 다. 이 자세에서 코로 숨을 내뱉으면서 5초 동안 유지한다.

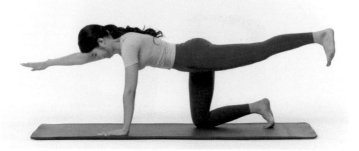

③ 들어 올린 팔과 다리를 완전히 뻗기 (심화 단계)

②의 자세에서 팔은 머리 위 방향으로, 다리는 발끝 방향으로 곧게 뻗는다. 팔은 어깨, 머리와 일직선이 되도록 하고, 다리는 골반 높이만큼 끌어 올려 뻗는다. 뻗는 동안 코로 천천히 숨을 내뱉으며 5초 동안 유지한다(②의 동작이 잘될 때 실시한다).

3. 옆으로 누워 양쪽 무릎 구부리고
팔꿈치로 엉덩이 들기

세 번째는 옆으로 누워 양쪽 무릎을 구부린 다음 팔꿈치로 엉덩이와 상체를 들어 올리는 동작이다. 허리가 처지면 안 되고 팔꿈치나 어깨에 기대는 것이 아니라 척추에 힘을 써서 버티는 것인데, 이 동작이 익숙해지면 척추와 골반 측면부의 움직임이 활성화된다. 그러나 어깨에 통증이 있는 사람이라면 이 운동을 해서는 안 된다. 기본 단계, 심화 단계로 나누어 운동하고 각각 5초 동안 유지한다. 이를 양쪽 3회씩 반복한다.

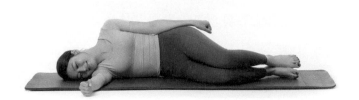

① 준비 자세 (①~②는 기본 단계)

옆으로 누운 다음 바닥을 향한 팔은 곧게 펴고 양쪽 무릎은 구부린다. 골반은 뒤로 돌려 중립 위치에 있는지 확인한다.

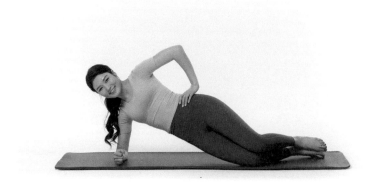

② 팔꿈치로 엉덩이 들어주기

어깨 아래에 팔꿈치가 오도록 한 다음, 팔꿈치를 구부린 각도는 90도가 되게 만든다. 위쪽 손은 위쪽 골반에 대고 엉덩이는 앞으로 살짝 밀어 골반과 상체만 들어 올린다. 바닥에 댄 무릎과 골반, 어깨, 목, 머리까지 사선으로 일직선을 만들어 5초 동안 유지한다. 양쪽 3회씩 반복한다.

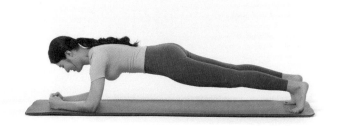

③ 준비 자세 (③~④는 심화 단계)

심화 단계 준비 자세는 플랭크 자세다. 어깨 아래 팔꿈치가 오고, 구부린 각도는 90도가 되어야 한다. 머리부터 발끝까지 일직선을 만들고 발끝을 세운다. 골반은 뒤로 돌려 중립 위치에 있어야 하며 어깨가 위로 올라가거나 허리가 아래로 처지면 안 된다.

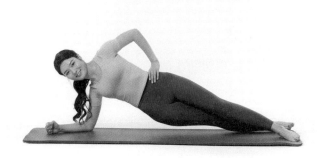

④ 한쪽 골반과 몸통, 어깨 회전하여 들어주기

③번 자세에서 한쪽 손을 골반에 대고 손을 댄 쪽 몸을 위쪽 측면으로 회전해 골반, 몸통, 어깨를 들어 올린다. 발끝을 세워 회전한 몸통뿐만 아니라 무릎, 다리까지 들어 올린다. 이때 어깨나 허리가 바닥으로 처지면 안 된다. 이 동작에서 5초 동안 유지한다.

척추 움직임 운동

1. 똑바로 누워 한쪽 팔과 반대쪽 다리 닿기 (반복)

2단계 운동을 하는 데 무리가 없고, 허리 통증 역시 거의 없다면 3단계 운동을 시행하면 된다. 3단계 운동 역시 2단계 운동의 심화 버전이거나 이를 반복하는 것이 대부분이다. 3단계 운동은 기능적으로 움직여 척추와 속근육의 활성도를 더 높이는 것이 목적이다. 여기까지 왔다면, 척추, 골반의 움직임이 완전히 활성화가 되어 허리 통증은 물론 디스크 질환을 회복하는 데 더 많은 도움을 받을 수 있다.

첫 번째로 소개할 동작은 똑바로 누워 한쪽 팔과 반대쪽 다리를 들어 올린 다음 반복해서 손과 무릎이 닿도록 하는 것이다. 이 동작을 반복하면 골반과 척추에 좀 더 강한 자극을 주어 척추와 골반 후면부의 움직임을 활성화하는 데 도움이 된다.

손과 무릎이 닿아 유연성을 높이는 게 중요한 게 아니므로 몸에 무리가 되지 않게 할 수 있는 만큼만 하면 된다. 또한 운동이 끝날 때까지 바닥에서 골반과 허리가 뜨지 않도록 주의한다. 양쪽 번갈아 가며 5회 반복한다.

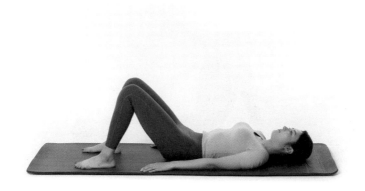

① **준비 자세**
똑바로 누운 다음 무릎을 구부려 세운다. 손은 자연스럽게 몸 옆에 둔다. 골반은 뒤로 돌리고 허리는 바닥에 붙인다.

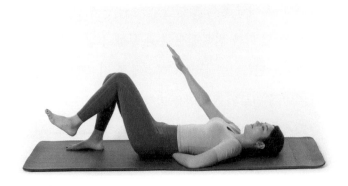

② 한쪽 팔과 반대쪽 다리 들어주기

한쪽 손등을 허리 사이에 넣어 골반과 허리 경계에 두고, 같은 쪽 다리를 구부린 상태에서
바닥에서 떼어 들어 올린다. 동시에 반대편 팔도 바닥에서 떼어 쭉 뻗는다.

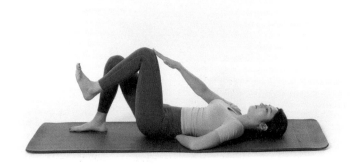

③ 들어 올린 다리와 반대쪽 손을 뻗어 맞닿기 (반복)

들어 올린 무릎과 반대쪽 손이 맞닿게 한다. 이때 코로 숨을 내뱉는다. 다시 팔은 머리 위 방
향으로 뻗고 다리는 발끝 방향으로 쭉 뻗는다. 손과 무릎이 닿았다가 뻗는 동작을 5회 반복
한다.

2. 네발로 기어가는 자세에서
한쪽 팔과 반대쪽 다리 닿기 (반복)

네발로 기어가는 상태에서 한쪽 팔과 반대쪽 다리를 닿게 하고, 이를 반복해주면 골반과 척추에 좀 더 강한 자극을 주어 척추와 골반 전면부의 움직임을 활성화시키는 데 큰 도움이 된다. 허리가 앞으로 젖혀지거나 아래로 처지지 않는 것이 중요하며, 골반이나 몸통이 한쪽으로 돌아가지 않도록 평행을 유지해야 한다. 할 수 있는 범위 안에서 팔다리를 들어주며 양쪽 번갈아 가며 5회 반복한다.

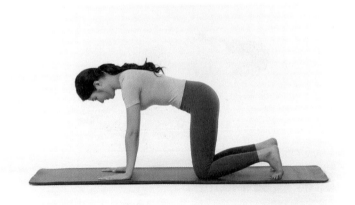

① 준비 자세
네발로 기어가는 자세에서 어깨 아래 손목, 엉덩이 아래 무릎이 오도록 하며 발끝을 세운다.
골반을 뒤로 돌리고 척추도 평행하게 만든다.

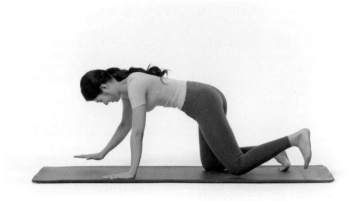

② 한쪽 팔과 반대쪽 다리 바닥에서 떼기

한쪽 손을 바닥에서 떼고 그 손과 반대 방향의 무릎도 같이 바닥에서 뗀다.

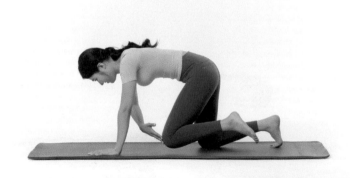

③ 들어 올린 손과 무릎 닿게 하기 (반복)

들어 올린 손과 무릎을 맞닿게 한다. 닿을 때 코로 숨을 내뱉는다. 다시 팔은 머리 위 방향으로 뻗고 다리는 발끝 방향으로 쭉 뻗는다. 손과 무릎이 닿고 다시 머리와 다리 방향으로 쭉 뻗는 동작을 5회 반복한다.

3. 한쪽 골반과 몸통, 어깨 회전하여 들기 (반복)

플랭크 자세에서 몸을 측면으로 틀어 회전한다. 그리고 나서 위쪽 골반과 몸통을 바닥 쪽으로 회전하고 다시 골반과 몸통을 들어 올리는 자세를 반복하는 동작이다. 이 운동은 척추와 골반 측면부의 움직임을 활성화하는 데 큰 도움이 된다. 뿐만 아니라 몸통을 좀 더 안정적으로 회전시킬 수 있게 된다. 단, 어깨에 통증이 있는 경우 이 운동을 해서는 안 된다.

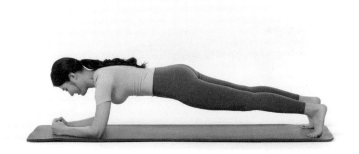

① 준비 자세
플랭크 자세에서 골반을 뒤로 돌려 안정시킨다.

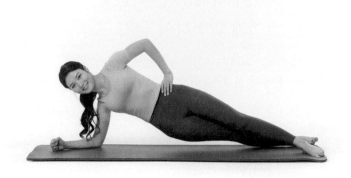

② 측면으로 골반과 몸통 들어 올리기

몸을 측면으로 회전할 때 위쪽 손은 위쪽 골반에 대고, 골반과 몸통, 어깨를 회전하여 들어
준다. 머리부터 무릎, 발끝까지 바닥에서 떼며 사선으로 일직선을 유지한다.

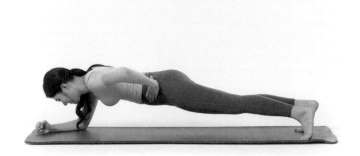

③ 위쪽 골반과 몸통을 아래로 회전하기

완전히 회전하여 몸이 바닥을 향하면 골반은 뒤로 돌려 중립 위치에서 안정시킨다. 허리가
처지거나 어깨에 체중이 실려 위로 솟지 않도록 몸에 고루 힘을 준다. 한쪽 팔은 골반을 잡
고 지탱한다.

6장 · 요통을 '삭제'하는 기적의 재활 운동법

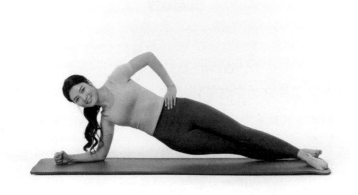

④ 측면으로 골반과 몸통 다시 들어 올리기

아래로 회전하고 들어 올리는 동작을 3회 반복한다.

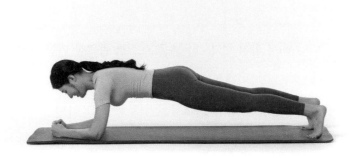

⑤ 플랭크 자세로 돌아오기

반복 동작 후에 원래 준비 자세로 돌아온다. 양쪽을 번갈아가며 3회씩 반복한다.

이제, 통증 없이
허리 펴고 살 수 있다

측은지심은 내가 환자를 치료할 때나 일상에서 항상 실천하려는 마음이다. 그러나 열심히 노력해도 뜻대로 하지 못하는 날들이 있었다. 병원에서 근무할 때, 짧은 시간에 많은 환자분들을 돌봐야 해서 환자 한 분 한 분을 스스로 만족할 만큼 돌보기가 힘들었다. 그때마다 나는 찾아온 환자분들에게 죄송한 마음이 컸다. '그분들을 정성껏 보살피지 못한 것은 아닌가.' 일을 끝내고 집으로 향할 때 완벽하지 못했던 치료에 대한 생각, 환자들에게 갖는 미안함이 늘 마음을 무겁게 했다.

그래서 더 완벽하게 치료하고 싶었다. 몸과 마음은 항상 환자와 척추 치료법을 향해 있었다. 환자들을 어떻게 치료하면 좋을지 계획을 세우고 그들에게 실질적으로 도움이 될 만한 치료법을 간구하려는 생각으로 꽉 차 있었다.

그런 마음으로 쉬지 않고 달려왔고, 지금껏 겪었던 수많은 경험과 교육들이 큰 도움이 되었다. 그러나 그보다 더 큰 힘이 되었던 것은 한 번씩 슬럼프에 빠졌을 때 힘내라고, 치료해줘서 고맙다고 말해준 환자분들, 정신적으로나 학문적으로 스승이 되어주신 분들이었다. 그 덕분에 지금의 내가 있다고 해도 과언이 아니다. 이 자리를 빌려 감사드린다.

치료에 매진하는 만큼 가족과 추억을 만드는 일에는 서툴렀다. 그런데도 치료에 매진하는 모습이 제일 멋져 보인다고 항상 응원해주는 아내 선희, 많이 놀아주지 못했어도 아빠가 세상에서 제일 존경스럽다며 같은 길을 가려고 대학교에서 재활 치료를 공부하는 든든한 큰아들 상현, 이 책의 운동 동작에 관한 참고자료를 만들 때 사진 모델을 자처했던 언제나 사랑스러운 막내 석현에게도 고맙고 사랑한다는 말을 꼭 전하고 싶다. 자식들과 이웃에 대한 측은지심과 사랑을 몸소 보여주시는 부모님, 장모님과 장인어른, 항상 사랑하고 존경합니다.

24년 넘게 재활 치료를 하는 동안 끊임없는 노력으로 만들어

낸 치료 노하우와 경험을 더 많은 환자분들과 나눌 수 있도록 함께 모여 공부하고 연구하며 용기까지 준 도전모(도수치료 전문가들의 모임) 선생님들, 학문적 식견을 다양하게 발전시킬 수 있도록 도움을 주신 강남성모정형외과의원 정대영 원장님, 서울성모신경외과의원 최세환 원장님, 양천한의원 류승현 원장님, 나의 은사(恩師)님이신 전 단국대 석좌교수 이명천 교수님께도 깊은 감사를 드린다.

이제까지 재활 치료라는 한길만 갈 수 있게 나를 믿고 몸과 마음을 맡겨주신 환자분들, 재활 치료를 할 수 있게 동기부여를 해주신 모든 분들에게 다시 한번 머리 숙여 감사드린다. 이 책이 허리 디스크와 허리 통증으로 힘들어하는 분들에게 조금이나마 도움이 되었으면 한다. 그분들에게 통증을 치료하는 데 꼭 필요한 교과서 같은 책이 되길, 더 나아가 건강한 척추와 삶을 되찾는 데 위로와 힘이 되길 바란다.

끝으로 다시 한번 당부하지만 허리 디스크를 두려워하지 않았으면 좋겠다. 디스크는 얼마든지 치료할 수 있다. 이 질환은 여러 원인 때문에 나타난 증상이자 결과이기 때문에 통증을 유발하고 악화시키는 원인을 찾아내어 잘못된 습관을 바로잡으면 된다. 또한 척추에 좋은 자세, 좋은 음식, 좋은 생각, 좋은

감사의 글

운동을 생활화하면 반드시 디스크에서 벗어날 수 있다. 이 책을 다 읽고 덮는 순간까지 이 1가지만 꼭 명심하시길 바란다.

척추의 봄날을 소망하면서
2019년 9월, 이창욱

이창욱 소마통합운동센터 센터장

국내 유일 척추 전문 프로파일러. 그는 24년 동안 허리 통증을 잡지 못해 절망했던 수많은 환자들에게 통증 없는 제2의 인생을 선물했다. 허리 통증의 원인 치료를 위해 척추는 물론, 머리에서 발끝, 내장과 호흡, 환자의 작은 생활 습관 하나까지 낱낱이 파헤치는 것이 그의 치료 철학이다. 지난한 재활 과정에서 환자들이 두려워할 때 따뜻하게 격려하며 끝까지 함께하는 부드러운 카리스마도 지녔다. 강남성모정형외과 신경외과 치료부장, SOT 운동치료연구소 센터장, 양천한의원 척추관절성장센터 센터장을 두루 거쳐 지금은 소마통합운동센터 센터

장으로 수많은 환자들과 만나고 있다.

'측은지심'을 삶의 철학이자 치료의 궁극적인 목표로 삼는 그는, 더 많은 사람들이 척추 질환의 고통에서 자유로워질 수 있도록 꾸준한 연구는 물론 지금까지의 노하우를 전파하는 일에도 열과 성을 다한다. 국민대학교 대학원 운동처방 및 재활 전공 석사학위를 받고 난 뒤에도 정형도수치료학회 정회원, 슬링뉴렉치료 국제전문가(CNP), 한국요가명상협회 교육이사, 모던필라테스협회 교육이사, 대한밴드스트레칭협회 교육이사로 왕성하게 활동하는 중이다. 그뿐만 아니라 〈파이낸셜뉴스〉, 〈스포츠투데이〉 등 주요 일간지에 통증 완화 치료법에 관한 글을 기고하는 것은 물론, MBC 〈생방송 오늘 아침〉, 채널A 〈나는 몸신이다〉, YTN 〈TV 메디컬 건강 클리닉〉에도 출연해 척추 질환에 대한 다양한 운동법을 소개했다.

당신은 허리 디스크가 아니다

2019년 9월 16일 초판 1쇄 | 2020년 8월 27일 5쇄 발행

지은이·이창욱
펴낸이·김상현, 최세현 | 경영고문·박시형

책임편집·양수인, 조아라, 김형필 | 디자인·정아연 | 교정·이양이
마케팅·양근모, 임지윤, 권금숙, 양봉호, 조히라, 유미정 | 디지털콘텐츠·김명래
경영지원·김현우, 문경국 | 해외기획·우정민, 배혜림 | 국내기획·박현조
펴낸곳·(주)쌤앤파커스 | 출판신고·2006년 9월 25일 제406-2006-000210호
주소·서울시 마포구 월드컵북로 396 누리꿈스퀘어 비즈니스타워 18층
전화·02-6712-9800 | 팩스·02-6712-9810 | 이메일·info@smpk.kr

ⓒ 이창욱(저작권자와 맺은 특약에 따라 검인을 생략합니다)
ISBN 978-89-6570-855-1 (03510)

쌤앤파커스(Sam&Parkers)는 독자 여러분의 책에 관한 아이디어와 원고 투고를 설레는 마음으로 기다리고
있습니다. 책으로 엮기를 원하는 아이디어가 있으신 분은 이메일 book@smpk.kr로 간단한 개요와 취지,
연락처 등을 보내주세요. 머뭇거리지 말고 문을 두드리세요. 길이 열립니다.